KB183149

혈압부터 낮춰야 살 수 있습니다

가토 마사토시 지음 | 윤지나 옮김

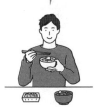

서사원

'혈압약은 평생 먹어야 하나?'
'약을 계속 먹고 있는데 부작용이 걱정이야……'

혈압약에 대한 우려 때문에 무턱대고 병원에 다니는 사람들이 있다. 이런 분들에게 가장 먼저 전하고 싶은 말은 약에 의존하지 않고도 혈압을 낮출 수 있다는 것이다. 왜냐하면 고혈압은 대부분 나이가 들거나 운동 부족으로 인해 근육과 혈관, 심폐기능이 약화되면서 생기기 때문이다. 바꿔 말하면 생활 습관을 조금만 바꿔도 혈압은 쉽게 내려간다는 뜻이다.

나는 지금까지 고혈압으로 고생하는 사람들을 대상으로 약에 의존하지 않고 혈압을 낮추는 방법에 대해 소개해왔다. 이 방법을 실천한 사람들로부터 "아무리 애를 써도 떨어지지 않던 혈압이 정말로 내려갔다", "약을 끊었다"라는 반가운 소리를 많이 들었다.

이 책에서는 지금까지 쌓아온 노하우를 바탕으로 '심폐기능을 향상시켜 혈압을 낮추는 방법'으로 7일 만에 혈압을 떨어뜨리는 강하 프로그램을 소개한다. 폐활량을 높이기 위한 '가토식 스트레칭'을 중심으로 혈자리 지압과 호흡법 등 지금까지 실질적인 효과가 있었던 방법을 엄선했다. 한 번 하는 데 3분도 걸리지 않는 단순한 방법이지만, 단백질이 풍부한 식사를 섭취하면서 실천하면 빠르면 당장 그날부터, 보통의 경우는 7일이면 효과를 실감할 수 있다.

그다음 단계는 강하 효과를 계속 유지하기 위해 '평생 약에 의존하지 않는 체질 개선 건강법'을 실천하는 것이다. 가토식으로 말하자면 '7일 동안 성과를 얻었다면 그다음부터는 내려간 혈압이 원래대로 돌아가지 않는 체질로 만드는 것'이다. 이것이 바로 이 책이 목표하는 바다.

이 책을 통해 한 사람이라도 더 고혈압 약과 치료를 끊고 건강한 일상을 보낼 수 있기를 바란다.

약사 · 약학 연구자

가토 마사토시

3

7일 만에 저절로 혈압이 떨어지는
체질 개선 건강법

고혈압에 관한 다양한 오해를 풀고, 약에 의존하지 않는 몸 만들기

고혈압에 관한 다양한 오해

혈압을 낮추는 데는 염분 제한이 최고지

고혈압은 약으로 낮추면 문제없어

혈압약은 죽을 때까지 먹어야 돼

혈압이 140mmHg 이상 이면 위험해

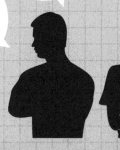

이런 설을 과학적으로 검증해보니

고혈압은 대부분 단순한 노화 현상

근본 원인을 제거하면
약에 의존하거나 식사 제한을 하지 않아도 혈압은 쉽게 내려간다!

고혈압의 근본 원인

운동 부족

스트레스·자율신경의 불균형

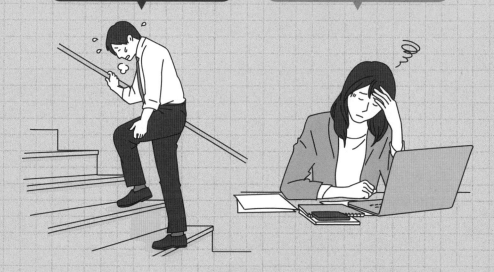

\ 가토식 강하 7일 프로그램으로 신체적·신경성 고혈압 모두 개선 /

식사법   자율신경 개선   스트레칭   혈자리 지압

7일 만에 혈압이 떨어지는 체질로!

CONTENTS

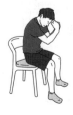

PART 6
생활 습관을 효과가 UP!
평생 약에 의존하지 않는 체질 개선 건강법

※이 책에서 소개하는 셀프케어법 및 운동은 스스로 잘 판단해 실천하기를 당부합니다. 지병이 있거나 컨디션이 걱정되는 경우에는 실천하기 전에 주치의와 상담할 것을 추천합니다. 이 책에서 소개하는 방법들을 실천하다 발생한 사고 등에 대해 출판사에서는 책임지지 않으니 유의하기 바랍니다.

7일 만에 혈압이 떨어지는 최강 프로그램

고혈압의 근본 원인은 오랫동안 축적된 생활 습관에 있다. 먼저 가토식 강하 프로그램을 7일 동안 실천해 약에 의존하지 않고 혈압을 떨어뜨리는 체질로 가는 첫걸음을 시작해보자.

1 가토식 스트레칭으로 산소 공급량 늘리기

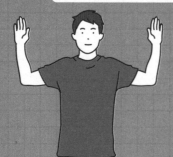

산소 공급량을 늘려 심폐기능을 보조한다

구부정한 자세 때문에 얕아진 호흡을 스트레칭으로 개선해 폐에 공기를 효율적으로 공급한다. 뇌로 가는 산소 공급량이 늘어나기 때문에 심장의 부담이 줄어 혈압이 내려간다.

2 고혈압에 효과 있는 혈자리 '합곡혈' 지압하기

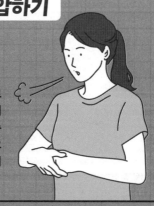

신경의 흐름을 원활하게 해 혈압을 정상으로 되돌린다

혈자리를 자극하면 몸의 이상이 뇌로 전달돼 혈압을 가장 정상적인 상태로 되돌린다. 언제 어디서든 해볼 수 있는 편리한 방법이니 혈압이 잘 오르는 시간대나 스트레스를 느꼈을 때 시도해보자.

3 가토식 호흡법으로 신경 안정시키기

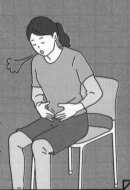

혈자리와 호흡에 집중해 자율신경을 안정시킨다

혈자리 '관원혈'에 의식을 집중한 호흡법으로 흐트러진 자율신경을 안정시키면 갑자기 오른 혈압이 안정된다. 특히 스트레스가 원인인 신경성 고혈압에 효과적이다.

4 매끼 단백질 섭취하기

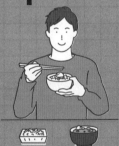

매끼 달걀·우유·돼지고기 중 하나는 꼭 챙겨 먹는다

근육, 혈관과 혈액, 혈압을 컨트롤하는 호르몬에 이르기까지 우리 몸은 주로 단백질로 이루어져 있다. 적절한 혈압을 유지하기 위해 양질의 단백질원인 달걀, 우유, 돼지고기를 적극적으로 챙겨 먹어야 한다.

가토식 강하 프로그램으로 고혈압의 원인을 뿌리 뽑자!
7일 만에 혈압은 떨어진다!

혈압이 떨어지는
가토식 강하 프로그램

강하 체조와 혈자리 지압으로 혈압이 떨어진 체험자들의 생생한 경험담을 소개한다.
수많은 사례를 통해 쌓아온 노하우를 바탕으로 기획된 프로그램을 이 책에 고스란히 담았다.

＼체험자들의 생생한 리뷰／

심폐기능을 단련하는 운동을 추가했더니
약을 끊을 수 있었습니다!

의사의 권유로 걷기를 해봤지만 6개월이 지나
도 혈압에 변화는 없었습니다. 그런데 가토 선
생님의 강하 체조를 시작한 지 7일 만에 최고
혈압이 145로 떨어졌습니다. 여기에 심폐기능
을 강화하는 운동을 추가해 일주일 동안 병행했
더니 127까지 떨어져 의사와 상의해 약을 끊었
습니다.

Y씨
52세／여성

	Before		After
최고혈압	167mmHg	−40 2주간	127mmHg
최저혈압	125mmHg	−34 2주간	91mmHg

고혈압 가족력이 있지만
하루 만에 변화가 찾아왔습니다!

원래 혈압이 높은 가족력이 있어 혈압약을 당연
히 먹어야 하는 줄 알고 지금까지 복용해왔습니
다. 그런데 프로그램을 시작한 지 하루 만에 혈
압이 떨어졌고 일주일이 지나자 놀랍게도 최고
혈압이 50 이상 떨어졌습니다. 3개월 정도 했을
때 건강검진을 받았는데 혈압 말고도 수치가 높
았던 다른 항목에도 변화가 있었습니다.

K씨
70세／남성

	Before		After
최고혈압	193mmHg	−53	140mmHg
최저혈압	125mmHg	−30	95mmHg

식사 제한도 안 하고 약도 안 먹었는데
혈압과 혈당치가 정상 범위로 돌아왔습니다!

강하 체조를 했더니 높았던 혈압이 약도 먹지
않고 식사 제한도 하지 않았는데 140 아래로 떨
어졌습니다. 게다가 당뇨병도 있었는데 혈당치
가 200mg/dl(당뇨병 진단 기준)에서 100mg/
dl 이하(정상 범위)로 떨어졌고, 당화혈색소가
6.5%(당뇨병 진단 기준)에서 5.2%(정상 범위)로
떨어졌습니다!

T씨
56세／남성

	Before		After
최고혈압	175mmHg	−37	138mmHg
최저혈압	123mmHg	−39	84mmHg

강하 체조를 두 달 했더니
군살이 빠졌습니다!

이것저것 다 해봐도 160 아래로 떨어지지 않던
혈압이 3일 만에 150 아래로 떨어졌습니다. 한
달 동안 꾸준히 혈압이 안정돼 의사와 상의해
혈압약 복용을 중단했습니다. 두 달이 지나자
체중이 5kg 빠져 지금은 체형 유지를 위해 강
하 프로그램을 지속하고 있습니다.

N씨
66세／여성

	Before		After
최고혈압	166mmHg	−30	136mmHg
최저혈압	96mmHg	−21	75mmHg

강하 체조와 혈자리 지압을 하면
"약 없이도 혈압이 내려간다는 사실"에
놀라는 사람이 많다.
혈압만 떨어지는 것이 아니라 혈액 검사 결과와
기타 수치의 개선, 체형 유지 등과 같은
효과가 있었다는 사례도 있다.
이 책에서는 누구나 실천하기 쉽고 꾸준히
하기 좋은 방식으로 개량한
'가토식 강하 프로그램'을 제안한다.
이 프로그램은 한 세트를 다 해도
하루에 3분밖에 걸리지 않는다.
빠르면 하루 만에도 효과를 실감할 수 있다.
이 프로그램을 통해 염분 제한이나
약 복용 없이 혈압이 떨어지는
체질로 개선해보자!

가토식 스트레칭으로
산소 공급량 늘리기

혈압이 떨어지는 POINT

- ☑ 호흡에 중요한 호흡근을 펴 폐활량 늘리기
- ☑ 산소 공급을 늘려 심장의 펌프 기능 보조하기
- ☑ 구부정한 자세를 바르게 해 호흡 깊게 하기
- ☑ 혈관을 유연하게 하는 일산화질소(NO) 분비

가토식 스트레칭은 고혈압의 원인 중 하나인 심폐기능의 저하를 막는 데 효과적이다. 호흡근을 크게 늘려 폐활량을 늘리면 뇌로 공급되는 산소의 양이 늘어난다. 그 결과 혈액을 온몸으로 보내는 펌프에 해당하는 심장의 부담이 줄어 혈압을 낮추는 효과가 있다.

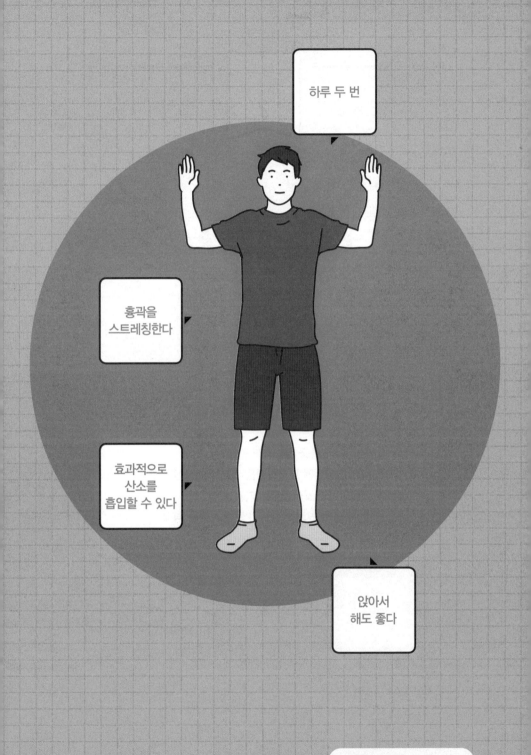

하루 두 번

흉곽을
스트레칭한다

효과적으로
산소를
흡입할 수 있다

앉아서
해도 좋다

15

자세한 내용은 60쪽 >>

고혈압에 효과 있는
혈자리 '합곡혈' 지압하기

혈압이 떨어지는 POINT

- ☑ 정체된 신경 흐름을 원활하게 만들기
- ☑ 과도하게 활성화된 교감신경을 억제해 자율신경 안정시키기
- ☑ 두근거림이나 초조함 진정시키기
- ☑ 진통 작용을 하는 뇌내 물질이 분비돼 통증 억제

가토식 강하 프로그램에서 소개하는 혈자리는 합곡혈이다. 만능 혈자리라고도 불리며 자율신경이 흐트러져 나타나는 다양한 증상에 효과가 있고 스트레스로 높아진 혈압을 안정시킨다. 손등 쪽에 있는 혈자리기 때문에 혈압이 걱정될 때는 언제든 직접 누를 수 있다는 것도 장점이다.

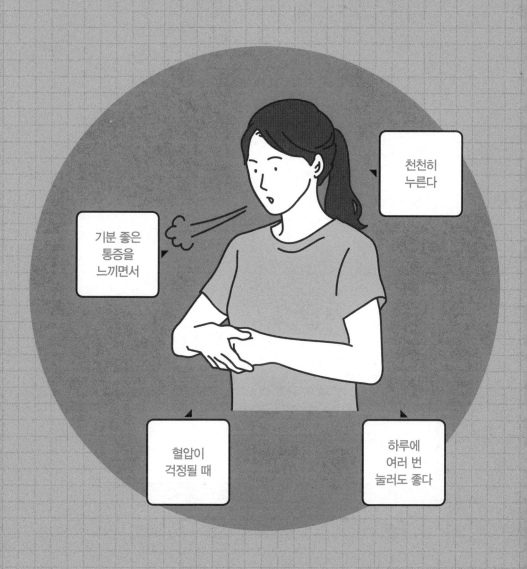

천천히
누른다

기분 좋은
통증을
느끼면서

혈압이
걱정될 때

하루에
여러 번
눌러도 좋다

자세한 내용은 74쪽 >>

가토식 호흡법으로
신경 안정시키기

혈압이 떨어지는 POINT

☑ 깊은 호흡으로 자율신경에 작용해 긴장 풀기
☑ 부교감신경 활성화시키기
☑ 불안과 스트레스에 효과적
☑ 혈액 순환이 좋아진다

스트레스 때문에 정신적으로 긴장 상태에 있으면 교감신경이 우세해져 혈압도 상승한
다. 돌발적인 두근거림이나 초조함 때문에 혈압이 갑자기 올랐을 때 이 호흡법으로 신
경을 안정시키면 혈압이 원래대로 쉽게 돌아간다.

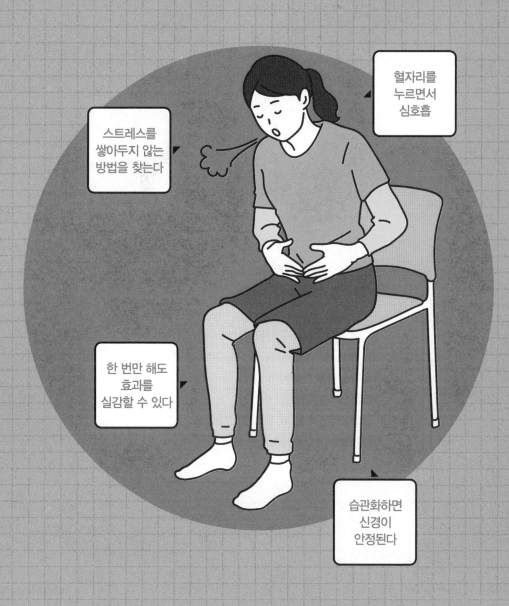

자세한 내용은 84쪽 >>

19

매끼
단백질 섭취하기

혈압이 떨어지는 POINT

☑ 근육과 혈관을 만드는 재료
☑ 혈압을 낮추는 아미노산의 재료
☑ 마음을 안정시키는 뇌 호르몬의 재료
☑ 일산화질소 생성을 촉진하는 물질 생성

단백질은 근육이나 혈관을 비롯해 우리 몸을 만드는 재료다. 혈관을 유연하게 만드는
일산화질소의 생성을 촉진하는 물질도 단백질로 만들어진다. 단백질은 몸에 저장할
수 없기 때문에 매끼 균형을 맞춰 챙겨 먹어야 한다.

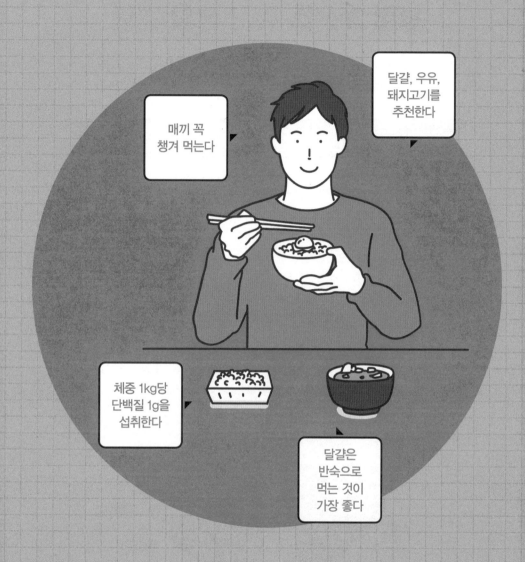

매끼 꼭
챙겨 먹는다

달걀, 우유,
돼지고기를
추천한다

체중 1kg당
단백질 1g을
섭취한다

달걀은
반숙으로
먹는 것이
가장 좋다

자세한 내용은 100쪽 >>

7일 만에 저절로 혈압이 떨어지는
체질 개선을 위한 생활 패턴

가토식 강하 프로그램으로 짠 생활계획표의 예시를 출근하는 날과 휴일로 나눠 소개한다.
강하 체조와 혈자리 지압은 하루에 여러 번 해도 좋다. 예시를 참고해 자신에게 맞게 실천해보자.

출근 시 생활계획표

신체적 고혈압에 효과적인 강하 스트레칭을 중심으로 실천한다.
바쁜 평일은 자투리 시간을 이용하거나 나눠서 하면 쉽게 실천할 수 있다.

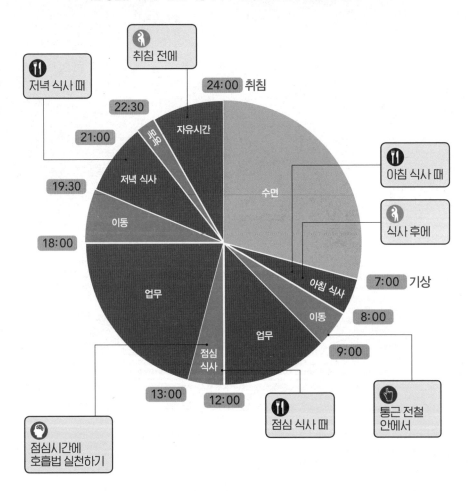

휴일 생활계획표

휴일은 신경을 안정시키는 프로그램을 많이 넣어 스트레스를 풀자.
식사 이외에는 한 번에 몰아서 해도 좋다.

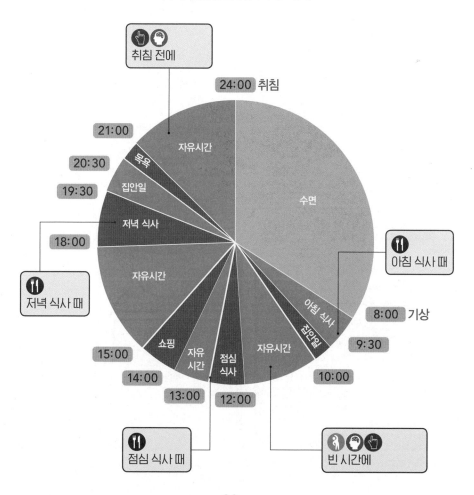

취침 전에

24:00 취침

21:00

20:30

19:30

18:00

저녁 식사 때

15:00

14:00

13:00

12:00

점심 식사 때

빈 시간에

10:00

9:30

8:00 기상

아침 식사 때

자유시간
수면
아침 식사
집안일
저녁 식사
목욕
집안일
자유시간
쇼핑
자유시간
점심식사

고혈압 유형 체크하기

고혈압에는 두 가지 유형이 있다. 자신이 어떤 유형에 더 가까운지 알면 효과적인 개선책을 세울 수 있다.

1 혈압 재기

혈압을 정확하게 측정하지 못하는 경우가 의외로 많다. 다음 세 가지에 주의해 재보자.

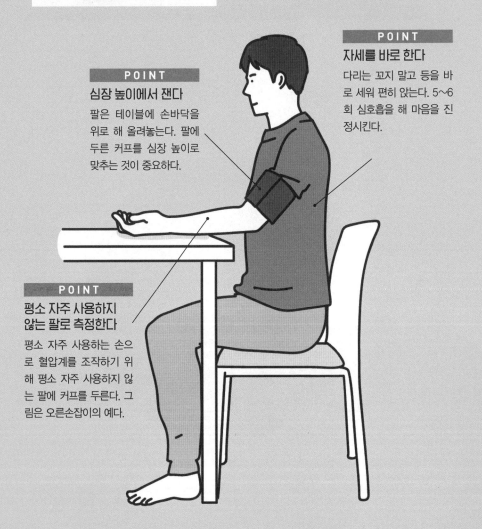

POINT

심장 높이에서 잰다

팔은 테이블에 손바닥을 위로 해 올려놓는다. 팔에 두른 커프를 심장 높이로 맞추는 것이 중요하다.

POINT

자세를 바로 한다

다리는 꼬지 말고 등을 바로 세워 편히 앉는다. 5~6회 심호흡을 해 마음을 진정시킨다.

POINT

평소 자주 사용하지 않는 팔로 측정한다

평소 자주 사용하는 손으로 혈압계를 조작하기 위해 평소 자주 사용하지 않는 팔에 커프를 두른다. 그림은 오른손잡이의 예다.

2 '인영혈' 지압하기

인영혈은 혈압에 즉각적인 효과가 있는 혈자리다. 혈자리 지압이 효과가
있으면 바로 혈압에 변화가 나타난다.

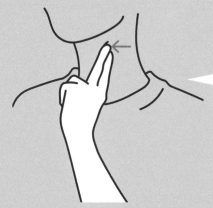
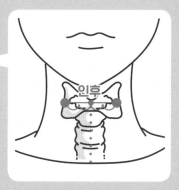

검지와 중지를 붙이고 중지를 혈자리에 댄다. 목의 중심(안쪽)을 향해 숨을 쉬면서 5초 동안 누르고 숨을 들이쉬면서 5초 동안 뗀다. 이를 5회 반복하고 반대쪽도 똑같이 한다.

목젖을 중심으로 좌우로 손가락 두 개 너비만큼 떨어진 곳에 위치한 것이 인영혈이다.

3 다시 혈압 재기

혈자리 누른 다음 혈압을 측정한 결과 최고 혈압이 첫 번째보다 10mmHg 이상 떨어졌다면 심리적인 요인이 클 가능성이 있다.

첫 번째와 두 번째의 최고 혈압의 차이가	
10mmHg 미만 또는 변화 없다·올랐다	10mmHg 이상으로 떨어졌다
↓	↓
신체적 고혈압	신경성 고혈압

신체적 고혈압 유형

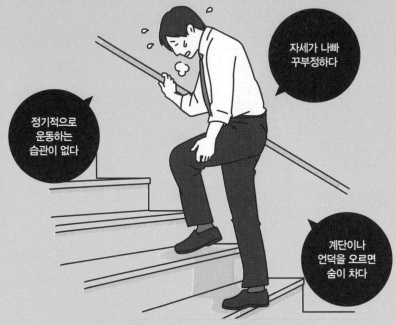

나이와 운동 부족이 원인
신체 기능 저하에 따른 고혈압

혈자리를 눌러도 혈압에 눈에 띄는 변화가 없는 사람은 신체 기능 저하가 고혈압의 원인이라고 봐도 무방하며 심폐기능 저하, 근육과 혈관의 경화 등이 주된 요인이다. 이는 노화와 운동 부족이 직접적인 원인이기 때문에 방치하면 증상 악화 및 만성화로 이어질 수 있다. 일단 운동과 호흡법으로 잠든 몸을 깨워보자.

고혈압은 두 가지 유형 중 어느 한쪽이 100%인 경우는 별로 없고 대부분은 어느 쪽 성향이 더 강한가에 따라 나뉜다. 가토식 강하 프로그램은 이런 점을 고려해 양쪽 방법을 모두 제안한다. 먼저 자신의 고혈압 유형을 확인한 다음 신체적이면 스트레칭을, 신경성이면 혈자리 지압과 호흡법을 중점적으로 실천해보자.

신경성 고혈압 유형

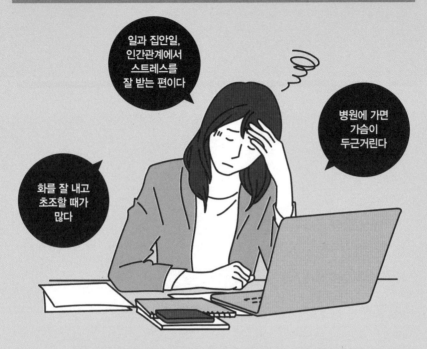

과도한 스트레스와 긴장 때문에
일시적으로 혈압이 상승하는 유형

혈자리를 눌러 바로 강하 효과가 나타나는 사람은 신경성 고혈압의 경향이 강하다고 할 수 있다. 이런 유형은 스트레스나 긴장 때문에 자율신경의 균형이 깨져 일시적으로 혈압이 상승했다 원래대로 돌아가는 경우가 대부분이다. 심리적인 요인이 상당 부분을 차지한다면 약을 끊어도 될 가능성도 기대해볼 수 있다.

자신의 고혈압 유형을 알면
효과적인 개선책을 세울 수 있다

약 전문가가 알려주는
새로운 상식

고혈압은 대부분 단순한 노화 현상이다. 평생 약을 먹어야 하는
질병이 아니다. PART 1에서는 많은 사람이 잘못 알고 있는
고혈압의 원인과 혈압약에 대해 살펴본다.

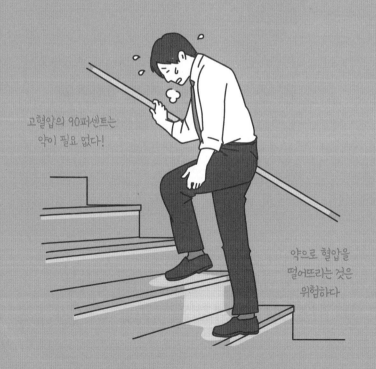

고혈압의 90퍼센트는
약이 필요 없다!

약으로 혈압을
떨어뜨리는 것은
위험하다

1

혈압약 복용과 염분 제한으로는
고혈압을 고칠 수 없다

고혈압 환자가 계속 늘어나는 이유

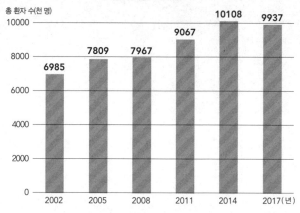

국민병이라 불리는 고혈압

고혈압 환자 수 추이

총 환자 수(천 명)

연도	환자 수
2002	6985
2005	7809
2008	7967
2011	9067
2014	10108
2017	9937

출처: 일본 후생노동성 〈환자 조사〉(2002년~2017년)

위 그래프에서도 알 수 있듯이 고혈압 환자 수는 증가 추세에 있다. 2020년 〈환자 조사〉에서는 추산 방식이 바뀌면서 환자 수가 약 1500만 명으로 큰 폭으로 늘었다.

일본의 후생노동성이 2017년에 실시한 〈환자 조사〉에서 지속적인 치료를 받고 있을 것으로 추정되는 고혈압증 환자 수는 약 993만 명이다. 2위인 치육염과 치주질환 환자는 약 398만 명, 그다음인 당뇨병 환자는 약 328만 명으로, 고혈압은 2~3위와 격차가 크게 벌어진 압도적 1위를 차지한다. 일본의 고혈압증 유병자 수를 4300만 명으로 추정하는 데이터도 있어 고혈압증은 암이나 당뇨병과 함께 국민병 중 하나라 할 수 있다.

여기서 한 가지 주목하고 싶은 것은 최근 60년 동안 고혈압의 기준 수치가 여러 번 바뀌었고 그때마다 환자 수가 늘어났다는 점이다. 1960년

해마다 내려가는 고혈압 기준치

혈압 수치와 분류

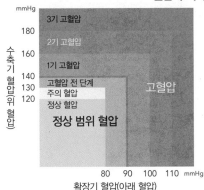

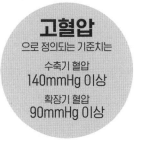

출처: 일본고혈압학회 〈고혈압 치료 가이드라인 2019〉

고혈압 기준치의 변천

연대(기관명)	고혈압의 기준치 (단위: mmHg)
1960년대(일본 의과대학)	최고 혈압 = 나이 + 90 이상
1978년(세계보건기구)	160/95 이상
1999년(세계보건기구, 세계고혈압학회)	140/90 이상
2000년(일본고혈압학회)	140/90 이상

대에는 '나이에 90을 더한 숫자보다 낮으면 정상'으로 진단하는 것이 일반적이었다. 60세면 위 혈압이 150mmHg(이하 생략)까지는 특별히 문제시되지 않았다.

그러다 1999년에 세계보건기구WHO와 세계고혈압학회ISH가 고혈압의 기준을 '160/95 이상'에서 '140/90 이상'으로 내렸다. 일본에서도 2000년에 이 기준치를 적용하자 고혈압 판정 기준이 크게 내려가 같은 해 환자 수가 급증했다. 그 이후로도 기준치가 오르락내리락 하다 현재는 위의 표에 나와 있는 수치로 혈압이 분류되고 있다. 환자가 많은 것은 분명하지만 기준치의 변동 때문에 그 수가 늘어난 측면이 있다는 점도 부정할 수 없다.

도대체 혈압이 뭐야?

혈압이란 '혈액의 흐름이 혈관(동맥)에 미치는 압력'을 말한다. 혈류가 혈관벽(혈관 내벽)을 미는 힘이라고도 할 수 있다. 심장이 내뿜는 혈액은 동맥을 통해 우리 몸속의 모든 세포로 산소와 영양을 공급한 다음, 세포 속 노폐물을 수거해 정맥을 통해 심장으로 돌아간다. 이렇게 중력을 거슬러 혈액을 구석구석 순환시킬 수 있는 것은 혈압 덕분이다.

혈액을 온몸으로 순환시키기 위해 심장은 펌프처럼 수축과 이완을 반복한다. 심장이 수축해 혈액을 뿜어낼 때의 압력이 '수축기 혈압(최고 혈압)'으로, 흔히 '위 혈압'이라고 한다. 반대로 심장이 이완해 혈액을 채우려 할 때의 수치는 '이완기 혈압(최저 혈압)', 또는 '아래 혈압'이라고 한다.

혈압은 시시때때로 변한다. 빠른 걸음으로 걷거나 불안이나 공포를 느낄 때 심장은 두근거린다. 이는 심장이 뇌와 근육으로 충분한 산소와 영양을 공급하기 위해 펌프 능력을 끌어올리기 때문인데, 이때 혈압도 같이 상승한다. 하루 중 아침에 조금 높고 잘 때 가장 낮아지는 것은 자연스러운 일이다. 일시적으로 올라도 원래대로 돌아가면 아무 문제가 없다.

혈압치의 단위인 'mmHg'는 요즘처럼 전자식 혈압계가 아니라 수은주 혈압계가 쓰이던 시절에 정해진 것이다. 'Hg'는 수은의 원소기호로, 예전에는 혈압계의 수은주를 끌어올리는 힘으로 혈압을 측정했다.

혈압이란 혈액이 혈관을 흐를 때 생기는 압력

위 혈압(최고 혈압)
=
수축기 혈압

심장이 혈액을 온몸으로 보낼 때 혈관 벽에 생기는 압력

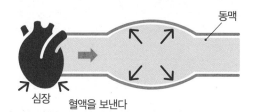

동맥

심장   혈액을 보낸다

아래 혈압(최저 혈압)
=
이완기 혈압

심장이 혈액을 채우려 할 때 혈관 벽에 생기는 압력

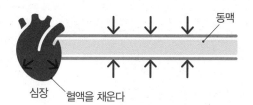

동맥

심장   혈액을 채운다

혈압은 시시때때로 변한다

혈압 변화의 예

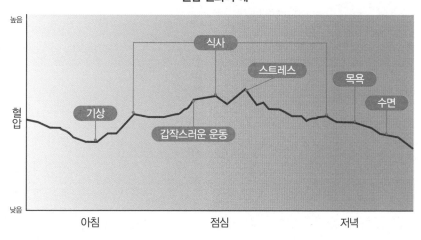

혈압은 식사나 목욕처럼 상황에 따라 시시때때로 변한다. 잘 때 가장 떨어지고 활동을 시작하는 아침부터 오르기 시작해 낮에 활동할 때는 대체로 높아진다.

혈압이 오르는 건 자연스러운 일?

대부분의 고혈압은 무섭지 않다!

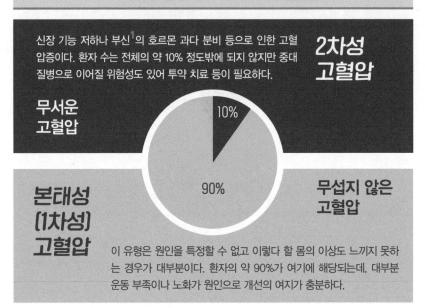

무서운 혈압과 그렇지 않은 혈압

무서운 고혈압

신장 기능 저하나 부신[1]의 호르몬 과다 분비 등으로 인한 고혈압증이다. 환자 수는 전체의 약 10% 정도밖에 되지 않지만 중대 질병으로 이어질 위험성도 있어 투약 치료 등이 필요하다.

2차성 고혈압

10%

90%

본태성 (1차성) 고혈압

무섭지 않은 고혈압

이 유형은 원인을 특정할 수 없고 이렇다 할 몸의 이상도 느끼지 못하는 경우가 대부분이다. 환자의 약 90%가 여기에 해당되는데, 대부분 운동 부족이나 노화가 원인으로 개선의 여지가 충분하다.

고혈압은 크게 '2차성 고혈압'과 '본태성 고혈압' 두 가지로 나뉜다. 2차성 고혈압은 신장의 이상 등 원인이 분명하며 환자 수는 전체의 10% 정도로 많지 않다. 단, 중대 질병을 유발할 가능성이 있어 의료기관에서 진찰과 치료를 받아야 한다. 이에 반해 본태성 고혈압은 원인을 특정할 수 없는 것이 특징이다. 고혈압 환자의 약 90%가 여기에 해당한다. 원인 불명이라고 하면 막연하게 두려울 수 있지만, 대부분은 노화나 운동 부족이 원인이다.

1 좌우 신장 위에 있는 고깔 모양의 내분비 기관 - 옮긴이

이런 고혈압은 무섭지 않다

1 ▶ 나이가 들면서 서서히 혈압이 올랐다

나이가 들면서 혈관이나 근육, 폐 기능은 떨어진다. 이를 보완하기 위해 혈압이 상승하는 것은 자연스러운 노화 현상이다.

2 ▶ 혈압 수치가 나이 + 90 이내다

나이가 들면서 혈압이 상승하는 것을 노화 현상으로 보면 사람마다 연령에 따라 고혈압의 기준치가 오르는 것은 당연하다. '나이 + 90'을 허용 범위로 삼자.

3 ▶ 평소에 운동할 기회가 없다

운동 부족으로 근육이 약해지면 혈류가 악화돼 혈압이 상승한다. 따라서 가벼운 스트레칭이라도 해서 몸을 움직이는 습관을 들이면 변화가 나타난다.

4 ▶ 혈압 수치 외에 걱정되는 자각 증상이 없다

숨이 차거나 손발 저림 등 중병으로 이어질 가능성이 있는 증상이 없는 한 혈압이 높은 것을 지나치게 걱정할 필요는 없다.

나이가 들면서 근육이나 혈관의 유연성이 떨어지고 심폐기능(폐활량)도 저하되면 온몸으로 혈액을 보내는 힘이 약해진다. 이를 커버하기 위해 심장이 펌프 작용을 강화하면 자연히 혈압은 오르게 돼 있다. 즉, 나이가 들면서 혈압이 상승하는 것은 자연스러운 노화 현상의 하나다.

따라서 특별한 이상이나 걱정되는 증상이 없다면 혈압이 높은 것을 지나치게 두려워할 필요는 없다. 위 혈압이 '나이 + 90' 이내면 괜찮으니 마음의 여유를 갖고 받아들이면 된다. 운동 습관이 없는 사람도 나이가 드는 것과 비슷한 이유로 혈압이 오르지만, 이런 경우는 가벼운 스트레칭만 해도 증상이 개선될 수 있다. 이 책(60쪽, 112쪽 이후)을 참고해 몸을 움직여 보자.

병원 치료가 필요한
주의해야 할 무서운 고혈압 구별법

해당되는 증상이 있다면 주의가 필요하다!

아래와 같은 증상은 혈압이 급상승하며 심각한 사태를 초래할 가능성이 크다. 위 혈압이 '나이 + 90' 이상이면서 다음 중에 해당하는 항목이 있으면 바로 병원을 찾아야 한다.

1. 혈압이 갑자기 상승했다.
2. 혀가 잘 돌아가지 않는다.
3. 입의 움직임이 어색하다.
4. 말이 잘 나오지 않는다.
5. 얼굴 한쪽이 마비돼 비뚤어졌다.
6. 한쪽 눈에 뭐가 낀 것처럼 잘 보이지 않는다.
7. 시야가 좁아졌다.
8. 사물이 이중 삼중으로 보인다.
9. 생각처럼 글씨가 잘 써지지 않는다.
10. 손발이 저리다.
11. 숨이 차고 상기된다.
12. 잘 붓는다.
13. 소변 색이 탁하고 거품이 있다(단백뇨).
14. 갈색처럼 짙은 색의 소변이 나온다(혈뇨).
15. 이전에 비해 화장실 가는 횟수가 늘었다.
16. "안색이 안 좋다", "피곤해 보인다"는 말을 듣는다.

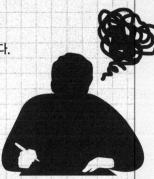

혀가 잘 돌아가지 않는다

2~10번과 같은 징후는 뇌경색의 초기 증상일 가능성도 있다. 시간이 지나면 증상이 사라지지만, 이 중 절반이 48시간 이내에 뇌경색을 일으킨다.

혈압이 갑자기 상승했다

평소와 달리 혈압이 급격히 상승했다면 뇌나 심장 등의 혈관이 막혔을 가능성도 있다.

숨이 차고 상기되며 두근거린다

혈압이 상승하면서 숨이 차고 상기되며 두근거린다면 '협심증'이나 '심근경색'처럼 심장과 관련 있는 질병일 가능성이 있다.

손발이 저리다

손발 저림이나 통증은 심장 병변일 수도 있다. 심장 판막이 제 기능을 하지 못하는 '심장판막증'이나 혈전이 손발의 말초동맥을 막는 '색전증'일 가능성이 있다.

안색이 안 좋다는 말을 듣는다

수치로는 나타나지 않는 몸의 변화를 알 수 있는 것이 바로 주변 사람들의 지적이다. "안색이 안 좋다", "피곤해 보인다"는 말을 자주 듣는다면 진지하게 받아들여야 한다.

잘 붓는다

평소 신는 신발이 들어가지 않는 등 발이 너무 많이 부었다면 '신부전'이나 '만성 사구체 신염' 등 신장 질환일 수도 있다. 13~15번 증상도 체크해봐야 한다.

혈압이 오르는 두 가지 원인

원인이 다른 두 가지 유형의 고혈압

신경성 고혈압

스트레스나 긴장, 걱정이나 불안 등 심리적인 이유로 자율신경의 균형이 깨져 혈압이 상승한다.

· 의사나 간호사 앞에만 가면 긴장한다(백의 고혈압).
· 일과 가사, 인간관계에서 스트레스를 잘 받는 편이다.

신체적 고혈압

노화나 운동 부족으로 인해 근육이나 혈관, 심폐 등의 기능이 저하돼 혈압이 혈압이 상승한다.

· 경화된 근육이 혈관을 압박해 혈류가 나빠진다.
· 심폐기능이 저하되면 심장은 펌프 작용을 강화한다.

자세한 내용은 24쪽 참고

앞에서도 소개했듯이 혈압을 높이는 원인은 심리적인 것(신경성 고혈압)과 몸에 기인하는 것(신체적 고혈압) 두 가지로 나눌 수 있다. 먼저 심적으로 일어나는 고혈압에 대해 알아보자.

정신적인 요인으로 혈압이 상승하는 전형적인 예가 바로 '백의 고혈압'일 것이다. 이 독특한 병명을 들어본 사람도 있을 텐데, 집에서는 정상인 혈압치가 의료기관에만 가면 크게 오르는 현상을 말한다. 과도한 긴장으로 인해 교감신경이 우세해져 돌발적으로 혈압이 오르는 것이다. 고혈압 환자의 15~30%가 여기에 해당한다고 한다.

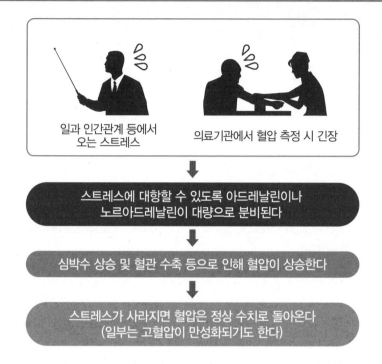

심리적인 압박에 의한 신경성 고혈압

일과 인간관계 등에서
오는 스트레스

의료기관에서 혈압 측정 시 긴장

스트레스에 대항할 수 있도록 아드레날린이나
노르아드레날린이 대량으로 분비된다

심박수 상승 및 혈관 수축 등으로 인해 혈압이 상승한다

스트레스가 사라지면 혈압은 정상 수치로 돌아온다
(일부는 고혈압이 만성화되기도 한다)

　정신적인 스트레스도 혈압을 높이는 요인이 된다. 일과 인간관계 등에서 스트레스를 받으면 자율신경을 통해 스트레스에 대항할 수 있도록 혈압을 높이는 호르몬을 분비시켜 몸을 전투모드로 전환한다. 방출되는 아드레날린은 심박수를 높이고 노르아드레날린noradrenalin에는 혈관을 수축시키는 작용이 있어 스트레스가 혈압을 상승시키는 것이다.

　이러한 신경성 고혈압은 일시적인 것으로 스트레스가 사라지면 혈압은 정상 수치로 돌아온다. 단, 직장처럼 반복적으로 장기간에 걸쳐 스트레스에 노출되는 환경에서는 혈압이 높은 상태가 지속되기 때문에 고혈압이 만성화되는 경우도 있다.

원인은 운동 부족과 심폐기능 저하

신체 때문에 혈압이 오르는 데는 앞에서도 다뤘듯이 크게 세 가지 요인이 얽혀 있다.

먼저 근육 경화와 근력 저하다. 사용하지 않는 근육은 유연성을 잃고 경화되기 시작한다. 몸을 움직일 기회가 적은 사람, 운동 부족인 사람의 근육은 딱딱하게 굳어 그 주변을 지나는 혈관을 압박하기 때문에 혈액의 흐름이 나빠진다.

의외라고 생각할지 모르지만 혈관(동맥과 정맥)을 구성하는 것은 근육이다. 혈류를 따라 평활근이라 불리는 근육이 수축과 이완을 반복하면서 혈액을 흘려보내 혈류를 원활하게 유지한다. 그런데 혈관이 주변 근육의 압박을 받으면 혈관이 수축돼 혈액의 흐름이 나빠진다. 혈행이 나빠지면 뇌에서 심장에 펌프 능력을 높이라는 지시가 내려지기 때문에 자연히 혈압은 상승하게 된다.

심폐기능의 저하도 혈압을 높이는 요인이다. 폐 기능이 떨어지면 한 번 호흡할 때 들어오는 공기의 양이 줄어든다. 그렇게 되면 뇌와 온몸으로 보내지는 산소가 부족해져 심장이 심박수를 올려 산소 공급을 도우려고 하기 때문에 혈압이 상승한다.

여기에서 예를 든 요인들은 주로 운동 부족이나 심폐기능 저하에 기인한다. 몸을 움직이면 세 가지 원인을 한 번에 개선할 수 있다. 운동 습관이 고혈압 예방의 열쇠라는 점을 꼭 기억하자.

신체적 고혈압의 원인은 운동 부족

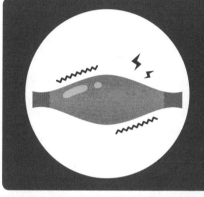

근육의 경화 & 근력 부족

근육은 움직이지 않으면 점차 유연성을 잃고 경화된다. 이렇게 되면 근력이 저하될 뿐 아니라 근육 속 혈관을 압박해 혈액의 흐름을 악화시킨다. 몸을 움직여 근육의 유연성을 유지하는 것이 중요하다.

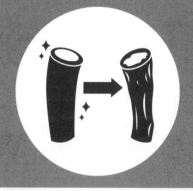

혈관의 경화

뻣뻣해진 근육에 둘러싸인 혈관은 수축 상태가 지속되기 때문에 탄력을 잃어 혈액을 밀어내는 힘이 약해진다. 혈류를 좋게 하려면 뭉친 근육부터 풀어야 한다.

심폐기능 저하

심폐기능이 저하됐다는 것은 폐활량이 줄었다는 것을 의미한다. 한 번에 들이마시는 산소의 양이 줄어들면 필요한 산소를 뇌와 온몸으로 보낼 수 없다. 운동과 호흡법으로 폐 기능을 향상시킬 대책이 필요하다.

혈압이 높아도
문제없는 사람도 있다

나이가 들면서 혈압은 자연스레 오르고 체격이나 체질, 성별 등에 따라 적정한 혈압치는 달라진다. 예를 들어 키가 150cm인 고령의 여성과 키가 190cm인 성인 남성은 근력과 혈관의 강도가 다를 것이다. 마라톤 선수 같은 운동선수들은 풍부한 폐활량과 심장의 펌프 능력이 그대로 혈압에 반영된다. 따라서 혈압의 정상 수치에도 개인차가 생기는 것은 당연하다. 이런 차이를 무시하고 '140/90 이상은 고혈압'이라고 획일적으로 정하는 것 차제가 이상하지 않은가?

혈압약을 복용하면 혈압이 떨어졌다 바로 오르는 사람들이 있다. 이는 약이 듣지 않는 게 아니다. 약을 통해 강제로 떨어뜨린 혈압을 몸이 정상 상태로 되돌리는 것이다. 즉, 약을 먹기 전 상태가 그 사람에게는 적정한 혈압치라는 이야기다.

니는 '혈압에도 개인차가 있다'고 말하고 싶다. 위 혈압이 150인데 컨디션이 아주 좋거나 위 혈압이 90이여도 건강한 사람들을 많이 봐왔다. 그러니 여러분도 기준치만 믿지 말고 사람마다 정상 수치가 다르다는 점을 꼭 기억해두자. 걱정되는 증상이 없는 사람은 위 혈압이 '나이 + 90 이내'를 기준으로 삼으면 된다. 위 혈압과 아래 혈압의 차이를 걱정하는 사람들이 있는데, 나이 등에 따라 개인차가 있지만 대략 40~60mmHg 정도 차이면 문제없다.

개인차가 반영되지 않은 고혈압 기준치

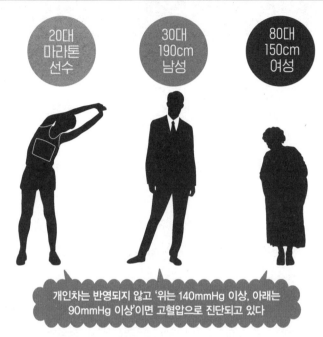

20대
마라톤
선수

30대
190cm
남성

80대
150cm
여성

개인차는 반영되지 않고 '위는 140mmHg 이상, 아래는 90mmHg 이상'이면 고혈압으로 진단되고 있다

체격이나 나이, 성별에 따라 근력이나 폐활량에는 개인차가 있고, 이에 따라 적정한 혈압치도 달라진다. 이런 점을 고려하지 않고 '위가 140 이상, 아래가 90 이상은 고혈압'이라고 획일적으로 판정하는 것은 문제가 있다.

이 정도면 문제없는 혈압의 정상 수치

최고 혈압과
최저 혈압의 차이가

40~60mmHg 사이

위 혈압과 아래 혈압의 차이도 사람에 따라 정상 수치가 달라지는데, 그 차이가 40~60mmHg 범위 이내면 문제없다.

위 혈압이

나이 + 90mmHg 이내

위 혈압은 일찍이 의사들이 근거로 삼았던 내과진단학의 기준치인 '나이 + 90' 이내면 충분하다.

혈압을 낮추는 데 염분 제한은 의미 없다

'염분을 과잉 섭취하면 고혈압이 생긴다'는 게 통설이었다. 그런데 여기에 의문을 던지는 연구 결과가 발표되고 있다.

1988년에 발표된 '인터솔트 연구The Intersalt Study'는 세계 32개국에서 약 만 명을 대상으로 식염 섭취량과 고혈압의 관계를 밝히기 위해 실시된 조사다. 그 결과는 식염 섭취량이 많은 일본과 중국의 고혈압 유병률은 약 10%였던 데 반해, 미국과 유럽은 식염 섭취량이 적은 데도 유병률이 20~30%인 것으로 나타났다.

이 조사에서 도출된 것은 '하루 식염 섭취량이 6~14g 이내면 식염 섭취와 고혈압 발병 사이에 상관관계는 나타나지 않았다'는 것[2]이었다. 다시 말해 "식염 섭취량이 많다=고혈압의 위험성이 높다"는 그때까지의 정설이 뒤집힌 것이다.

최근에는 건강에 대한 관심이 높아지면서 '저염식' 인구가 늘었지만, 우리 몸에는 염분을 과다 섭취하면 체외로 배출하는 기능이 있다. 혈중 나트륨 농도가 갑자기 상승하면 뇌는 '수분을 많이 섭취해 나트륨 농도를 원래대로 되돌리라'는 명령을 내려 적정한 염분 농도를 유지하도록 작용한다. 수분을 섭취하면 혈액량도 늘기 때문에 혈압이 오르지만, 소변 등을 통해 염분이 배출되면 다시 내려간다. 염분으로 인한 혈압 상승은 일시적인 것에 지나지 않는다. 따라서 염분 섭취에 너무 예민해하지 말고 식사는 각자 입맛에 맞게 즐기면 된다.

2 일본인의 하루 평균 식염 섭취량은 10g

우리 몸에는 과다 섭취한 염분을 배출하는 기능이 있다

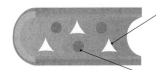

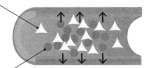

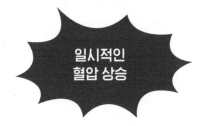

나트륨

물

혈액량이 늘어 혈관 벽에 압력이 가해지기 때문에 혈압이 오른다.

염분의 과다 섭취로 혈중 염분 농도가 높아지면 혈관 내 수분량이 늘어 농도를 일정 수준으로 유지하려 한다. 그러면 혈액량이 증가해 혈압이 오르지만, 소변 등을 통해 염분이 배출되면 바로 내려간다.

일시적인 혈압 상승

미니 칼럼

염분을 제한하면 사망률이 높아진다?

염분이 부족하면 나타나는 증상

염분 제한이 지나치면 두통이나 메스꺼움, 권태감, 현기증이 나타나기도 한다. 미국의 국민건강영양조사에서는 식염 섭취량이 적은 그룹일수록 심근경색이나 협심증과 같은 심혈관질환으로 인한 사망률이 높은 것으로 나타났다. 우리의 미각은 짠맛과 싱거운 맛을 잘 안배한다.

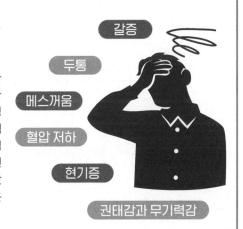

갈증

두통

메스꺼움

혈압 저하

현기증

권태감과 무기력감

고혈압을 유발하지 않는 소금 고르는 법

1 　　　**정제염은 피한다**

	나트륨 함량 (mg)	칼륨 함량 (mg)
식염	39000	100
굵은 소금	38000	160
정제염 (가정용)	39000	2
정제염 (업소용)	39000	2

> 칼륨이 거의 없다

출처: 일본 문부과학성 〈일본식품표준성분표(제8개정) 증보판 2023년〉　　　　　※100g당 함유량

정제소금은 여분의 나트륨을 체외로 배출해주는 칼륨을 거의 함유하고 있지 않다. 이에 비해 식염이나 굵은 소금에는 칼륨이 풍부하다는 것을 확인할 수 있다.

천일염과 정제염의 주요 특징

천일염

· 칼륨, 칼슘 등 미네랄이 풍부하다.
· 단맛과 쓴맛이 있다.

정제염

· 미네랄 성분이 제거돼 있다.
· 짠맛이 강하다.
· 화학적인 방법으로 제조한다.

2 암염보다는 해염을 고른다

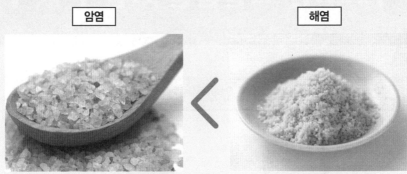

암염   해염

"평소에는 해염을 쓰자"

암염은 맛에 포인트를 줄 때는 제격이지만, 우리 몸에 필수적인 미네랄 성분 중 하나인 칼륨을 거의 함유하고 있지 않다. 식탁에 항상 두고 쓰는 소금은 칼륨이 풍부한 천일염을 추천한다.

소금과 혈압에 관한 연구를 통해 밝혀진바 혈압과 관련이 있는 것은 소금 자체가 아니라 나트륨과 칼륨의 함량이다. 혈압이 걱정되는 사람은 99% 이상이 염화나트륨인 정제염은 피해야 한다. 염화나트륨은 근육을 수축시키는 작용을 하기 때문이다. 정제염을 섭취하면 평활근으로 이루어져 있는 혈관도 수축해 혈압이 쉽게 올라간다. 고혈압이 걱정된다면 칼륨을 많이 함유한 소금을 고르자.

추천하고 싶은 것은 우리가 예로부터 먹어온 천일염이다. 원재료가 '해수' 또는 '해염'이라고 표기된 것으로서 미네랄도 풍부하다. 다시 강조하지만 과다 섭취한 나트륨을 몸 밖으로 배출시키는 칼륨이 많이 함유된 소금을 고르자.

약으로는 고혈압을 고칠 수 없다

혈압이 높아진 근본 원인을 약으로 고칠 수는 없다

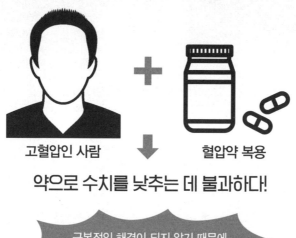

고혈압인 사람 ＋ 혈압약 복용

약으로 수치를 낮추는 데 불과하다!

근본적인 해결이 되지 않기 때문에
중증 질환의 진행을 간과할 가능성도 있다!

약 전문가의 입장에서 말하면 타박상과 같은 급성질환은 약으로 통증을 없앨 수 있지만, 만성질환인 고혈압은 약으로 체질을 바꿔 근본적으로 치료할 수는 없다. 치료는커녕 복용 기간이 길어지면 길어질수록 인체에 미치는 부작용도 커진다.

그런데 병원에 가서 고혈압이 기준치를 넘었다는 이유만으로 약 처방을 받으면 그때부터 약과의 긴 여정이 시작된다. 이게 정말 맞는 것일까?

만성질환은 급성질환과 달리 약으로 근본적인 치료를 하는 것은 불가능하다. 증상의 완화, 원인이 되는 균 억제, 저항력 향상 등 대증요법이 약

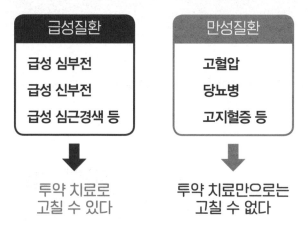

약으로 고칠 수 있는 병 & 고칠 수 없는 병

급성질환
급성 심부전
급성 신부전
급성 심근경색 등

투약 치료로
고칠 수 있다

만성질환
고혈압
당뇨병
고지혈증 등

투약 치료만으로는
고칠 수 없다

만성질환은 급성질환과 달리 약으로 근본적인 치료가 불가능하다. 증상의 완화, 원인이 되는 균 억제, 저항력 향상 등 대증요법이 약의 주된 역할이다. 장기 복용은 부작용의 위험성도 높다.

의 주된 역할이다. 장기 복용은 부작용의 위험성도 높인다.

두통으로 병원에 가면 "두통약은 평생 드셔야 합니다"라고 하지는 않지만, "혈압약은 먹기 시작하면 평생 먹어야 합니다"라고 한다. 매일 혈압을 재면서 '기준치보다 낮은 날도 먹어야 하나?' 하는 의문을 가진 적이 있을 것이다.

약은 어디까지나 증상을 완화시키는 대증요법이지, 근본적인 치료법은 아니다. 게다가 약을 장기 복용하면 부작용에 내성까지 생겨 점점 약효가 떨어질 가능성도 있다. 그렇다고 더 센 약을 복용하면 부작용이 커질 위험성이 있다.

고혈압의 근본적인 원인을 모르는 상태에서 혈압약을 복용하면 중대한 질병의 진행을 놓칠 위험성도 커진다.

약으로 혈압을 낮추면 위험한 이유

사망 위험성이 높아지는 경계선은 160mmHg

연구에 따르면 최고 혈압이 160mmHg까지는 변동이 없던 사망률이 160을 넘어서자 상승하기 시작해 180에서 크게 늘었다. 위 혈압 160이 위험 수위의 경계선이라 할 수 있다.

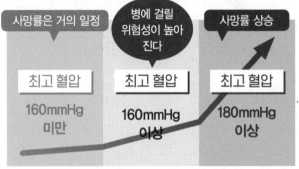

사망률은 거의 일정 / 병에 걸릴 위험성이 높아진다 / 사망률 상승

최고 혈압 160mmHg 미만 | 최고 혈압 160mmHg 이상 | 최고 혈압 180mmHg 이상

최고 혈압이 나이 + 90 이상이면서
160mmHg 이상이면 주의가 필요하다!

약으로 혈압을 낮추면 뇌경색의 위험성이 높아진다는 연구 결과가 있다. 도카이東海대 의과대학의 오구시 요이치大櫛陽一 교수팀이 뇌졸중 환자와 일반인 약 4만 명을 대상으로 뇌졸중 증례별 비교 연구를 실시했다. 그 결과 고혈압 진단을 받은 사람 중 강하 치료를 받고 있는 사람은 그렇지 않은 사람에 비해 뇌경색 발생률이 약 두 배 높은 것으로 나타났다.

뇌경색은 뇌의 혈관에 생긴 혈전(핏덩어리)으로 인해 생기는 병이다. 혈전이 생겨 혈관이 막히기 시작하면 심장은 펌프 기능을 높여 혈전을 밀어내려고 한다. 이때 혈류가 감소하면 막힌 혈전을 밀어낼 수가 없다. 그래서 혈류를 감소시켜 혈관에 가해지는 압력을 강제로 낮추는 혈압약을 복용

약으로 혈압을 낮추면

혈압약이 혈류를 감소시켜 혈관에 가해지는 압력을 낮춘다

혈관이 혈전으로 막혀도 밀어낼 수 없다

뇌가 혈전으로 막히면 뇌경색이 될 위험성이 있다

그 외에도 필요한 영양을 뇌와 몸에 전달할 수 없어
여러 위험에 노출될 수 있다

손발·발끝 등
말단 부위
냉증

백내장과
녹내장

현기증,
비틀거림,
치매

하면 뇌경색을 일으킬 위험성이 높아진다.

연령대별 사망률과 혈압의 단계별 관계를 검증한 연구에서는 남녀 모두 최고 혈압이 160 미만이면 사망률은 거의 변화가 없고, 160이 넘으면 늘기 시작해 180에서 갑자기 급증한다는 데이터가 나와 있다.

이상의 결과를 종합하면 '혈압이 180 이하인 사람은 160까지 낮추고, 뇌경색 위험을 피하려면 혈압약에 의존하지 말고 혈관을 튼튼하게 만들어 혈압을 낮추는 것이 좋다'고 할 수 있다. 나이와 생활 습관에 기인하는 고혈압을 낮추는 지름길은 강하 체조와 식생활 개선이다. 이 책에서 소개하는 혈자리 지압과 호흡법, 식사법을 실천해보자.

누구나 손쉽게 구할 수 있는 천연 혈압약

'약을 줄이고 싶다' '언젠가 약을 끊고 싶다'라고 생각하는 사람에게는 혈압약 성분의 식품으로 식단을 짜볼 것을 추천한다. 제약의 기본은 자연 소재가 가진 유효 성분이다. 그렇기 때문에 식품으로 약을 대신할 수 있다. 몇 가지 예를 소개해보겠다. 모두 마트나 편의점에서 손쉽게 살 수 있는 것으로, 부작용 걱정이 없어 안심하고 먹을 수 있다.

먼저 식초를 소개한다. 식초의 주성분인 초산에는 혈압을 올리는 호르몬을 부드럽게 억제하는 기능이 있다. 이는 고혈압에 많이 쓰이는 '안지오텐신II 수용체길항제[ARB]'와 같은 작용으로, 식초를 하루에 한 큰술만 먹어도 효과를 기대할 수 있다. 구연산을 함유하는 레몬이나 자몽, 우메보시梅干[3]도 같은 효능이 있으니 잘 활용하면 좋다.

다음은 혈관 확장 작용이 있는 '칼슘 길항제'를 대신할 생강이다. 생강은 가열하면 진저롤gingerol이라는 성분이 쇼가올shogaol 성분으로 바뀐다. 이 성분이 혈관을 확장시켜 혈압 강하를 돕는다. 돼지고기 생강 볶음이나 생선조림, 수프 등에 활용해보자.

세 번째는 '이뇨제'를 대신할 커피나 홍차, 녹차다.[4] 카페인에 뛰어난 이뇨 효과가 있다는 것은 이미 많이 알려진 사실이다. 식사를 하고 나서 녹차나 커피를 마시는 습관이 있다면 평소 별생각 없이 했던 행동이 고혈압을 예방하고 있었다고 할 수 있다.

---

[3] 일본의 매실 장아찌 – 옮긴이
[4] 이뇨제와 작용에서 차이는 있지만 소변의 배출을 돕는다는 점에서는 같다.

약사가 알려주는 혈압약 대체 식품

다음에서 소개하는 식품으로 혈압이 내려간다면 혈압약에 의존할 필요가 없다!

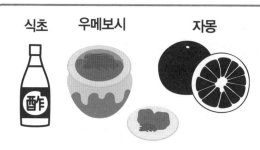

식초   우메보시   자몽

안지오텐신II수용체길항제

혈압을 상승시키는 작용을 하는 안지오텐신II의 작용을 억제해 혈압을 떨어뜨린다.

▶ 주성분인 초산이 혈압을 상승시키는 호르몬을 억제한다.

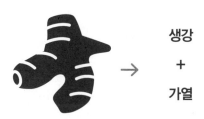

생강
+
가열

칼슘 길항제

혈관을 수축시키는 칼슘이온이 혈관 내로 들어가는 것을 억제한다. 혈관 수축을 억제해 혈관이 확장되면서 혈압이 내려간다.

▶ 쇼가올은 몸을 따뜻하게 해 혈관을 확장시킨다. 반면 생生 생강에는 몸을 차갑게 하는 작용이 있으니 주의가 필요하다.

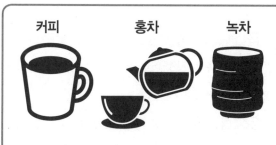

커피   홍차   녹차

이뇨제

이뇨제에는 염분(나트륨)과 함께 수분을 몸 밖으로 배출시켜 체액(혈액)의 양을 줄임으로써 혈압을 낮추는 효능이 있다.

▶ 카페인에는 강한 이뇨 효과가 있다.

근경류·해조류·콩류를 섭취하자

칼륨에는 강하 효과가 있다

칼륨의 주요 작용

- 체내의 나트륨을 배출해 혈압을 낮춘다.
- 세포의 침투압을 조정해 일정하게 유지한다.
- 신경전달을 돕는다.
- 체액의 PH 균형을 유지한다.
- 심장기능 및 근육기능을 조절한다.
- 근육을 부드럽게 수축시킨다.

칼륨은 세포에 많이 함유된 미네랄이다. 과잉 섭취한 나트륨을 배출할 뿐 아니라 근육의 수축 및 세포의 침투압을 유지하는 등 인체에 중요하고 다양한 작용을 한다.

식품의 측면에서 고혈압을 예방하기 위해서는 미네랄의 일종인 칼륨을 적극적으로 섭취하는 것이 좋다. 앞서 언급한 것처럼 칼륨에는 혈압이 상승하는 요인이 되는 나트륨의 배출을 촉진하는 작용이 있기 때문이다. 그뿐만 아니라 신경 전달 및 근육 수축을 정상으로 유지하고 피부가 거칠어지는 것을 예방하는 등 매우 다양한 효과가 있다.

다행히 칼륨은 우리가 평소 먹는 식품에도 많이 함유돼 있다. 어패류 중에서는 말린 삼치나 은연어, 정어리뿐 아니라 톳이나 다시마와 같은 해조류에도 풍부하다. 육류 중에서는 소 안심이나 설도살, 돼지 뒷다리살이나 닭 가슴살 등이 있다. 채소 중에서는 시금치와 풋콩, 감자나 토란 같은

칼륨을 많이 함유한 식품

해조류
톳
미역
김
다시마
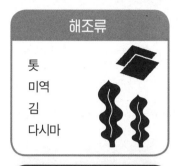

근경류
토란
단호박
야마토 참마[5]
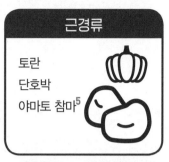

과일류
바나나
멜론
딸기
키위
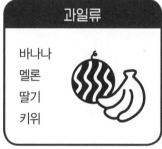

콩류
대두
낫토
완두콩
강낭콩
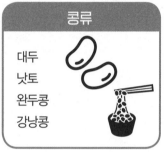

근경류, 대두로 만드는 낫토도 귀한 칼륨원이다.

반찬으로 먹는 식품 외에도 바나나, 멜론, 딸기 등과 같은 과일이나 견과류, 요거트에도 많이 함유돼 있어 아침 식사 때 같이 먹거나 간식으로 먹어도 좋다. 자른 미역 한 큰술만 미소시루[6]나 수프에 넣어 먹어도 훌륭한 강하 음식이 된다. 쉽게 시도할 수 있는 것부터 시작해보자.

이뇨제를 장기 복용하는 사람 중에는 칼륨 배출량이 늘어 칼륨 결핍이 생기는 경우가 있다. 이를 적절하게 보충하기 위해서라도 칼륨이 풍부한 식품을 활용해 맛있게 즐기면서 혈압을 낮춰보자.

5 일본산으로 주먹 모양의 참마 – 옮긴이
6 일본식 된장국 – 옮긴이

심폐기능·혈관·근육
강화 프로그램

신체적 고혈압은 심폐기능과 혈관, 근육을 강화하면
수치를 개선할 수 있다. 운동을 싫어하는 사람도 부담 없이
할 수 있는 강하 체조로 혈관과 장기를 정상으로 되돌리자.

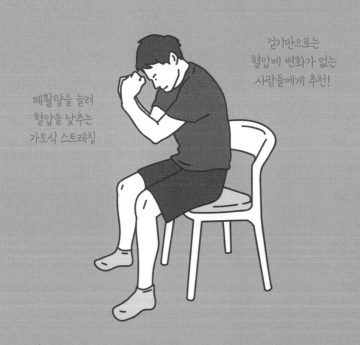

폐활량을 늘려
혈압을 낮추는
가토식 스트레칭

걷기만으로는
혈압에 변화가 없는
사람들에게 추천!

가토식 스트레칭으로
혈압 떨어뜨리기

가토식 스트레칭의 강력한 힘

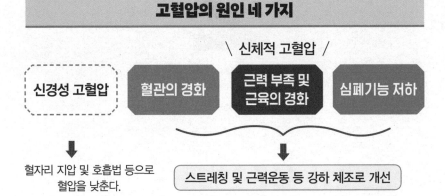

고혈압의 원인 네 가지

\ 신체적 고혈압 /

신경성 고혈압 — 혈관의 경화 — 근력 부족 및 근육의 경화 — 심폐기능 저하

혈자리 지압 및 호흡법 등으로 혈압을 낮춘다.

스트레칭 및 근력운동 등 강하 체조로 개선

신체적 고혈압의 주된 원인은 심폐기능 저하, 근육의 경화 및 약화, 혈관 경화이다. 운동은 이 문제들을 한 번에 해결할 수 있다. 이 책에서 소개하는 스트레칭과 근력 운동으로 고혈압의 근본적인 원인을 해결해보자.

    고혈압의 주된 원인은 근육과 혈관 경화로 인한 혈류 악화와 심폐기능 저하로 인한 혈중 산소 부족이다. 이러한 상황을 개선하기 위해 스트레칭과 같은 운동을 통해 근육과 혈관의 유연성을 회복시켜 혈류를 좋게 하면 폐가 건강을 회복해 산소를 온몸으로 공급할 수 있다.

    '가토식 스트레칭'은 원래 음악가들이 했던 스트레칭을 혈압 강하의 관점에서 응용한 것이다. 흉곽이 잘 벌어지도록 해 폐가 움직이기 쉽게 만듦으로써 심폐기능을 올리는 것이 목적이다. 흉곽이란 흔히 '갈비뼈'라고 하는 늑골과 가슴뼈, 흉추로 둘러싸인 공간을 말하는데, 그 안에 폐와 심장 같은 장기가 들어 있다. 폐는 스스로 수축과 이완을 할 수 없어 주변에 있는 흉곽과 횡격막(호흡근)의 도움을 받아야 한다.

폐활량을 높여 심폐기능에 도움을 주는 가토식 스트레칭

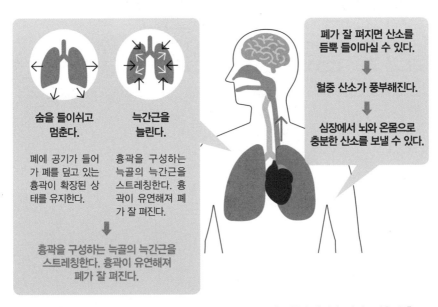

숨을 들이쉬고 멈춘다.

폐에 공기가 들어가 폐를 덮고 있는 흉곽이 확장된 상태를 유지한다.

늑간근을 늘린다.

흉곽을 구성하는 늑골의 늑간근을 스트레칭한다. 흉곽이 유연해져 폐가 잘 펴진다.

흉곽을 구성하는 늑골의 늑간근을 스트레칭한다. 흉곽이 유연해져 폐가 잘 펴진다.

폐가 잘 펴지면 산소를 듬뿍 들이마실 수 있다.

혈중 산소가 풍부해진다.

심장에서 뇌와 온몸으로 충분한 산소를 보낼 수 있다.

흉곽이 부드럽게 벌어지게 하면 폐도 잘 펴져 공기를 들이마시는 힘이 세진다. 자연스러운 호흡으로 충분한 산소가 온몸으로 전달되면 심장의 펌프 능력이 향상돼 부족해지기 쉬운 산소량을 보충할 필요도, 혈압이 오르는 일도 없다.

스트레칭을 통해 폐가 펴져 움직임이 좋아지면 한 번 호흡에 더 많은 산소를 들이마실 수 있게 된다. 그럼 혈중 산소도 풍부해져 심장에서 뇌와 온몸으로 충분한 산소를 전달할 수 있다. 산소가 충분히 공급되면 심장이 심박수를 높여 혈중에 부족한 산소를 채울 필요도 없기 때문에 자연히 혈압도 내려가 안정된다.

단, 이 스트레칭의 목적은 폐로 들어가는 산소량을 늘려 심폐기능을 개선하는 데 있다. 심장 자체를 강화해 심폐기능을 올리고 싶다면 이 책 말미(112쪽 이후)에서 소개하는 운동을 함께 하기 바란다.

가토식 스트레칭으로
산소 공급량 늘리기

흉곽의 가동 범위를 넓혀 얕아진 호흡을 개선한다. 하루 두 번을 목표로 하되 여러 번 해도 좋다.

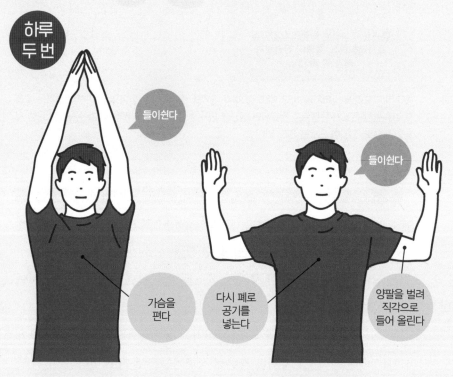

1 양손을 맞대고 손을 머리 위로 쭉 올린 다음 숨을 들이쉰다.

2 팔을 벌려 직각으로 들어 올리고 가슴을 펴면서 다시 숨을 들이쉰다.

2번 동작으로 흉곽을 열고 3번 동작으로 폐를 산소로 가득 채운 다음 4번 동작으로 흉곽을 스트레칭한다. 서서 해도 좋고 앉아서 해도 상관없다. 쉽게 따라 할 수 있는 방법으로 실천해보자.

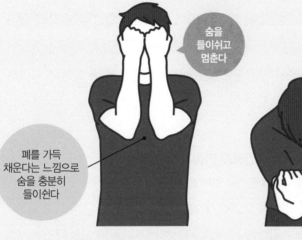

숨을 들이쉬고 멈춘다

폐를 가득 채운다는 느낌으로 숨을 충분히 들이쉰다

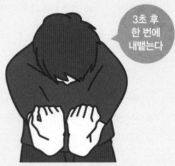

3초 후 한 번에 내뱉는다

3 얼굴 앞에서 양쪽 팔꿈치를 접어 모은 다음 최대한 숨을 들이쉬고 멈춘다.

4 숨을 멈춘 채로 몸을 앞으로 수그린다. 그대로 3초 정도 자세를 유지한 다음 숨을 한 번에 내뱉는다.

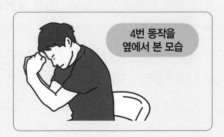

4번 동작을 옆에서 본 모습

심폐기능과 근력을 강화해 약이 필요 없는 체질 만들기

가토식 스트레칭만 해도 혈압을 낮출 수 있지만, 떨어진 혈압이 다시 오르지 않게 하고 혈압을 영구적으로 안정시키기 위해 112쪽부터 소개하는 '만세 체조'를 추천한다. 그렇게 하면 신체적 고혈압의 세 가지 원인(근육의 경화 및 근력 부족, 혈관의 경화, 심폐기능의 저하)이 근본적으로 해결돼 혈압이 잘 오르지 않기 때문에 혈압약이 필요 없는 체질이 된다. 운동의 포인트는 크게 다음의 두 가지다.

1 근육과 혈관을 동시에 유연하게 만들기 & 근력 키우기

● 운동이 부족하거나 나이가 들면서 딱딱해진 근육을 스트레칭으로 유연하게 만든다. 근육이 풀리면 주변 혈관도 부드러워져 혈류가 좋아진다.

● 운동 부족으로 근육이 가늘어지면 허리와 다리의 힘이 떨어져 점점 더 운동 부족 상태가 된다. 운동으로 근육을 키워 '근위축'을 막는다.

2 심장에 부하를 주어 심폐기능을 끌어올린다

● 한 번 호흡할 때 폐에 많은 공기를 보낼 수 있는 힘을 키워 산소 부족으로 인한 불필요한 심장의 부담을 줄인다. '가토식 스트레칭'으로도 충분히 가능하다.

● 나이가 들면서 또는 운동 부족으로 인해 저하된 심폐기능을 근본적으로 개선하기 위해 평소보다 심박수가 10 또는 20 오를 정도의 운동을 해 심장을 강화한다.

근육과 혈관을 풀어 혈류 개선 & 근력 키우기

<table>
<tr><td>풀 스쿼트(116쪽)</td><td>만세 체조(112쪽)</td></tr>
</table>

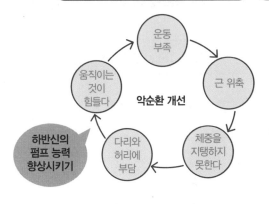

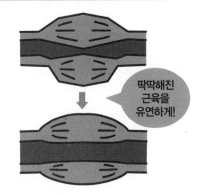

운동 부족으로 인한 근위축에서 시작되는 악순환을 하반신 근육을 자극해 극복하자. 근력을 끌어올려 다리와 허리의 부담을 줄이고 더 나아가 하반신에서 심장으로 혈액을 보내는 펌프 기능도 향상시킨다.

근육의 유연성을 회복시켜 혈관을 유연하게 되돌리는 운동. 근육의 이완과 수축이 동시에 이루어지기 때문에 혈류 개선뿐 아니라 혈관을 유연하게 만드는 일산화질소(64쪽 참조)의 분비도 촉진된다.

심장에 부하를 주어 심폐기능 향상시키기

성인의 평소 심박수
60~100/ 분

↓

조금 숨이 차는
운동을 했을 때의 심박수
70~120/ 분

숨이 차지 않는
걷기로는
부족하다

데드버그 자세로 팔 흔들기(118쪽)나 점프 스쿼트(120쪽)로 평소보다 10~20 정도 심박수를 올려 심장에 부담을 주어 단련시킨다. 숨이 조금 차고 심장이 가볍게 두근거리는 정도가 적당하다.

딱딱한 혈관을 유연하게 만드는 일산화질소(NO)

혈관 건강을 관리하는 일산화질소의 대단한 작용

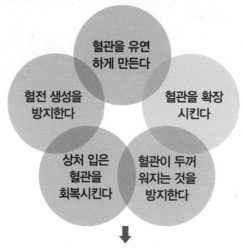

- 혈관을 유연하게 만든다
- 혈전 생성을 방지한다
- 혈관을 확장시킨다
- 상처 입은 혈관을 회복시킨다
- 혈관이 두꺼워지는 것을 방지한다

• 혈액의 흐름이 원활해져 혈압이 내려간다
• 혈관을 보호하고 회복시켜 건강하게 유지한다

운동의 강하 효과 중에서 한 가지 더 주목해야 할 것이 바로 일산화질소의 생성이다. 일산화질소는 혈관 안쪽에 있는 혈관내피세포에서 분비되는 물질로, 혈관을 유연하게 만들어 분비량이 늘수록 혈액의 흐름이 원활해져 혈압이 내려간다.

일산화질소에는 혈중 혈소판의 응고를 막아 혈전이 잘 생기지 않게 하고, 상처 입은 혈관을 회복시키는 작용이 있는 것으로 알려져 있다. 또한 일산화질소의 분비량이 늘어나면 뇌경색이나 심근경색의 예방 측면에서도 좋다. 체내 환경이 항상 일산화질소가 잘 분비되는 상태면 혈압치가

일산화질소의 분비량을 늘리면 혈압은 내려간다

효율적으로 일산화질소를 분비시키는 법

① 근육에 힘을 주어 일시적으로 혈관을 수축시키면 혈류가 나빠진다.

② 한 번에 힘을 풀면 막혀 있던 혈액이 힘차게 흘러나온다.

③ 혈류가 내피세포를 자극. 일산화질소의 분비가 왕성해져 혈관을 유연하게 만든다.

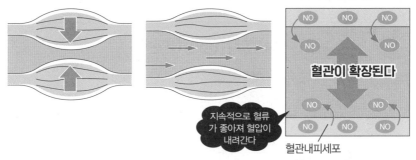

혈관이 확장된다

지속적으로 혈류가 좋아져 혈압이 내려간다

혈관내피세포

근육을 수축시켜 혈류가 나빠지게 만든 다음 한 번에 힘을 빼 혈관을 풀어주면 일시적으로 많은 혈액이 혈관을 흐르게 된다. 이때 자극을 받은 내피세포가 일산화질소를 왕성하게 분비하기 때문에 혈관이 부드러워져 혈압도 내려간다.

적정하게 유지되기 때문에 장기적으로는 고혈압 예방 효과도 있다.

이 책도 여기에 착안해 '가토식 스트레칭', '만세 체조', '합장 자세' 등과 같은 일산화질소의 분비를 촉진시키는 운동을 소개한다. 합장 자세는 손바닥을 맞대고 서로 밀어내 근육을 경화시킴으로써 혈류를 나쁘게 만든 다음 한 번에 힘을 푸는 동작이다. 이렇게 하면 세게 수축시킨 혈관이 확 풀리면서 막혀 있던 혈액을 순간적으로 힘차게 흘려보내게 된다. 이 동작으로 혈관 내의 혈액량을 급격하게 늘리면 혈관내피세포가 자극을 받아 일산화질소의 분비량이 늘어나게 된다.

일산화질소의 분비를 촉진하기 위한 강하 운동을 꾸준히 해 혈압치를 건강하게 유지하기 바란다.

하는 만큼 득이 되는
강하 체조

이 책에서 소개하는 강하 체조(112~123쪽 참조)의 효과는 혈압만 낮추는 것이 아니라 신체와 정신적인 건강을 챙기면서 젊어 보이는 효과까지 있다.

1 혈압치가 정상이 된다

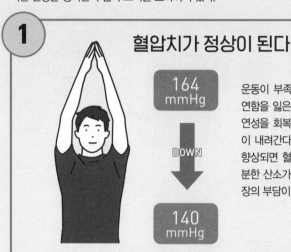

164 mmHg

DOWN

140 mmHg

운동이 부족하거나 나이가 들면서 유연함을 잃은 근육과 혈관을 자극해 유연성을 회복한다. 혈류가 개선돼 혈압이 내려간다. 그뿐 아니라 심폐기능이 향상되면 혈중 산소량도 증가한다. 충분한 산소가 뇌와 온몸으로 공급돼 심장의 부담이 줄어 혈압이 안정된다.

2 쉽게 지치지 않는다

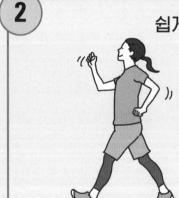

몸(근육)을 움직이는 습관이 생기면 근육이 유연하게 유지돼 혈행이 좋아지고 컨디션도 안정된다. 하루 활동량도 늘어나기 때문에 밤에 충분한 수면을 취할 수 있다. 신체 사이클이 건강하게 잘 돌아가기 시작하면 '피로가 쌓이지 않는 체질'이 된다.

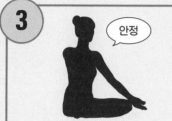

3

안정

심신이 안정된다

근육의 수축과 이완으로 혈행이 좋아지면 뇌의 혈류도 증가해 자율신경이 안정되고 마음이 평온해진다. 큰 근육을 움직이기 때문에 정신을 안정시키는 뇌 호르몬 '세로토닌'의 분비가 왕성해진다.

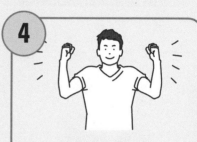

4

젊어 보인다

운동 효과로 혈행이 개선되면 피부에서 윤기가 나고 머리카락에 힘이 생긴다. 가토식 강하 스트레칭과 만세 체조는 자세 교정 효과도 있어 젊어 보인다.

5

생활 습관병이 예방된다

심근경색

치매

만성 신부전

당뇨병

뇌졸중

예방할 수 있다!

운동을 습관화하면 골격근에서 마이오카인myokine이라는 호르몬이 분비된다. 이 호르몬은 고혈압과 뇌졸중, 당뇨병 등과 같은 생활습관병 예방 효과로 최근 화제를 모으고 있는 슈퍼 호르몬이다. 운동의 부하는 적어도 좋으니 허벅지처럼 큰 근육을 자극해 분비를 안정시키자.

갑자기 오른 혈압에
즉각적인 효과

혈자리는 손등에 있어
언제 어디서든 누를 수 있다는 것이 장점이다.
혈압 상승이 걱정될 때 즉각적인 효과를 느낄 수 있다.

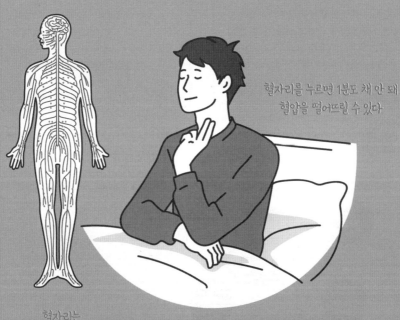

혈자리를 누르면 1분도 채 안 돼
혈압을 떨어뜨릴 수 있다

혈자리는
더 이상 동양의학의
신비한 영역이 아니다

3

혈압이 즉시 떨어지는
혈자리

자율신경에 바로 자극 주기!

혈자리 지압이 고혈압에 효과적인 이유

혈자리를 누르면 혈압이 내려가는 메커니즘

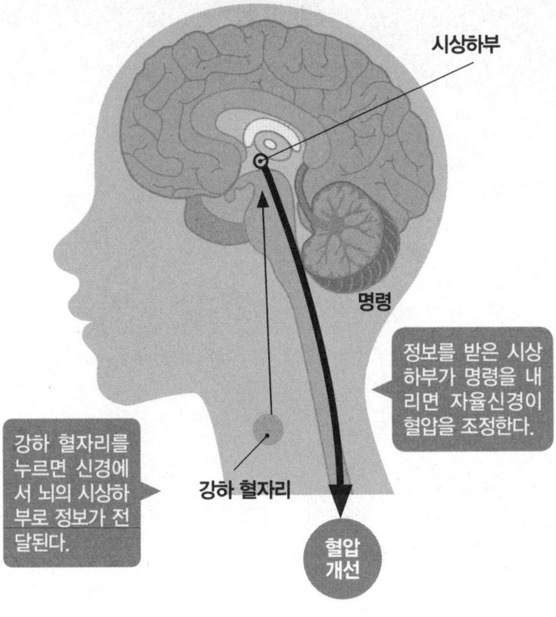
시상하부
명령
정보를 받은 시상하부가 명령을 내리면 자율신경이 혈압을 조정한다.
강하 혈자리를 누르면 신경에서 뇌의 시상하부로 정보가 전달된다.
강하 혈자리
혈압 개선

혈자리 지압은 몸을 흐르는 기(에너지)의 흐름을 원활하게 해 심신의 건강을 유지하는 동양의학의 치료법이다. 기가 흐르는 길을 경락이라 하고 경락의 요소에 있는 것이 바로 경혈, 즉 '혈자리'다. 이 혈자리를 서양의학의 관점에서 보면 '신경이 집중돼 있는 곳'이라 할 수 있다.

우리 몸은 전신에 뻗어 있는 신경이라는 네트워크를 통해 작은 변화까지 뇌로 전달하는 시스템을 갖추고 있다. 이 구조 덕분에 뇌는 비정상적인 변화를 감지하면 재빨리 대응해 증상이 나타나기 전에 문제나 질병을 예방할 수 있다. 이 훌륭한 정보망이 정체되기 쉬운 곳이 바로 혈자리다.

신경이 집중되는 교차로, 혈자리

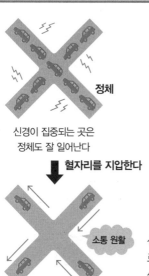

정체

신경이 집중되는 곳은
정체도 잘 일어난다

▼ 혈자리를 지압한다

소통 원활

몸의 변화를 뇌로
신속히 전달할 수 있다

신경이 집중되는 혈자리는 마치 혼잡해지기 쉬운 교차로와 같다. 정체되면 뇌와 몸을 잇는 핫라인에 문제가 생긴다. 이를 한 방에 해결할 수 있는 것이 바로 혈자리 지압이다. 이 자극이 신경의 흐름을 개선해 스트레스 없이 정보가 뇌로 전달된다.

마치 교통량이 많은 교차로처럼 신경이 교차하는 혈자리에서도 정체가 잘 일어난다. 이를 교통 정리해 뇌로 가는 신경회로의 흐름을 원활히 하는 것이 바로 '혈자리 지압'이다.

강하 효과가 있는 혈자리를 누르면 그 자극이 뇌의 사령탑인 시상하부로 전달된다. 혈압과 체온을 조절하는 자율신경은 이 시상하부에 의해 컨트롤되기 때문에 즉각적으로 혈압이 적정한 상태로 안정되는 구조다.

이렇게 자율신경에 직접 자극을 줄 수 있는 것이 혈자리 지압이 갖고 있는 장점이다. 게다가 약처럼 혈압을 강제로 내리는 것이 아니라 그때그때 몸 상태에 맞춰 가장 적정한 혈압치까지 내려준다. 혈압을 지나치게 많이 떨어뜨리지도 않고 부작용도 없다. 몸에 무리가 없는 효과적이고 훌륭한 방법이다.

혈자리 지압의
장점

누구나 언제 어디서든 할 수 있다

혈자리 지압의 가장 큰 장점 가운데 하나는 때와 장소를 가리지 않고 할 수 있다는 점이다. 생활 패턴에 맞춰 실천할 수 있어 집은 물론 사무실, 출퇴근 시간에도 할 수 있다. 방법도 누르기만 하면 돼서 매우 간단하다. 나이나 성별을 불문하고 안심하고 쉽게 할 수 있는 셀프케어법이다.

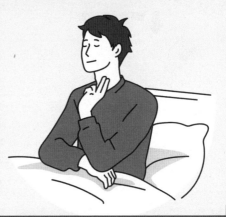

혈자리 지압의 강도를 스스로 조절할 수 있다

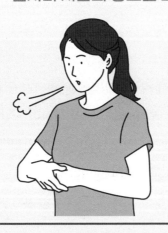

혈자리 지압의 강도를 조절할 수 있다는 점도 셀프케어만의 장점이다. 다양한 강도로 눌러보고 '참기 어려울 정도까지 세게 누르지 말고 기분 좋은 통증이 느껴지는 강도'를 찾는다. 소리가 나올 정도로 세게 누르는 것은 오히려 몸에 독이 될 수 있으니 주의하자.

병원이나 약에
의존하고 싶지 않을 때

병원에 갈 정도는 아니지만 몸에 이상이 느껴지는 상태를 '미병未病'이라고 한다. 혈자리 지압은 그런 증상에 가장 좋은 치료법이다. 효과를 확인하면서 자신에게 맞춰 할 수 있다. 약처럼 부작용 걱정도 없다.

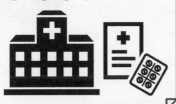

매일의 컨디션 체크에
도움이 된다

혈자리는 컨디션에 따라 통증이 느껴지기도 하고 기분 좋은 감각이 느껴지기도 한다. 이렇게 혈자리는 그날그날의 컨디션을 알려준다. 습관화하면 매일의 건강 상태를 확인하는 기준이 되기도 한다.

체크

혈자리 하나로 여러 문제가 개선된다

'합곡혈'의 효능

혈압 강화
두통 완화
콧물 완화
어깨 결림 완화
스트레스 완화
눈가 피로 해소 등

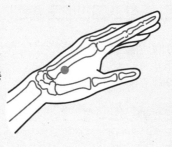

혈자리 중에는 효능이 여러 가지여서 '만능 혈자리'라 불리는 것이 있다. 다음 페이지에서 소개하는 합곡혈이 대표적이다. 두통이나 치통 같은 갑작스런 통증이나 어깨 결림, 변비, 피부 트러블뿐 아니라 스트레스 완화 등과 같은 정신적인 문제에도 효능이 있다.

고혈압에 효과 있는 혈자리 합곡혈

즉각적으로 혈압을 낮추고 싶을 때 가장 효과적인 혈자리로, 손등에 있어 언제 어디서든 누를 수 있다.

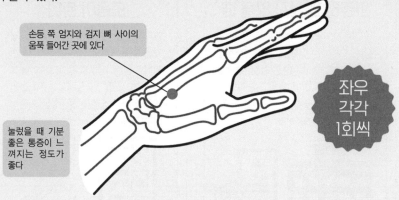

손등 쪽 엄지와 검지 뼈 사이의 움푹 들어간 곳에 있다

눌렀을 때 기분 좋은 통증이 느껴지는 정도가 좋다

좌우 각각 1회씩

만능 혈자리 **합곡혈**

스트레스나 두통 등에도 효과적이며
자율신경을 조절해 혈압을 안정시킨다.

이런 증상과 고민에도 좋다!

갑작스러운 통증	두통, 치통, 위통, 목 통증 등
만성적인 증상	변비, 어깨 결림, 이명 등
피부 고민	여드름, 뾰루지, 아토피 등
멘탈	스트레스 완화, 무기력감 개선, 집중력 향상 등

혈자리 지압법

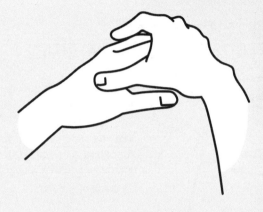

1

뼈를 따라
혈자리를 찾는다

엄지와 검지 뼈가 만나는 곳에서
검지 뼈 쪽으로 살짝 패인 부분
이 혈자리다.

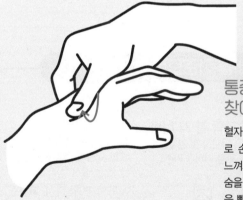

2

통증이 느껴지는 각도를
찾아 누른다

혈자리에 엄지를 대고 검지 뼈 안쪽으
로 손가락을 밀어넣듯 누르며 통증이
느껴지는 곳을 찾는다. 누르면서 5초간
숨을 내쉬고 5초간 숨을 들이쉬면서 힘
을 뺀다. 왼손과 오른손 모두 동일한 방
법으로 실시한다.

제대로 누르지 못하는 사람이 많다
혈자리 누르는 요령

혈자리 찾는 법 뼈 바로 옆이나 안쪽을 눌렀을 때 '뻐근한 감각'이 느껴지면 그곳이 바로 혈자리!

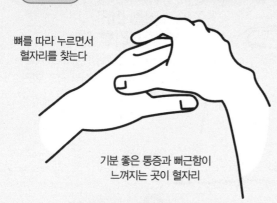

뼈를 따라 누르면서 혈자리를 찾는다

기분 좋은 통증과 뻐근함이 느껴지는 곳이 혈자리

혈자리의 대부분은 뼈 안쪽이나 바로 옆에 위치한다. 혈자리를 찾을 때는 예상되는 위치까지 뼈를 따라 누르면 찾기 쉽다. 정확한 위치를 눌러 혈자리에 자극이 전달되면 '기분 좋은 통증'과 '뻐근함'이 느껴진다.

손가락 너비를 기준으로 혈자리 찾기

손가락 두 개 너비
검지와 중지를 붙인 너비가 기준

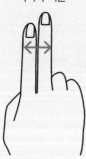

손가락 한 개 너비
엄지의 첫 번째 관절 너비가 기준

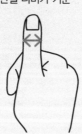

기준으로 삼을 뼈가 없을 때는 '손가락의 첫 번째 관절 너비'를 이용해 혈지리를 찾는다. 예를 들어 손가락 세 개 너비면 검지와 중지, 약지를 붙인 너비고, 손가락 네 개 너비는 엄지를 제외한 네 손가락을 붙인 너비다.

혈자리
지압법

10초에 걸쳐 서서히 힘을 주었다가
서서히 힘을 뺀다

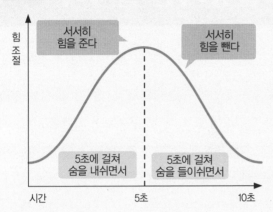

힘
조절

서서히
힘을 준다

서서히
힘을 뺀다

5초에 걸쳐
숨을 내쉬면서

5초에 걸쳐
숨을 들이쉬면서

시간   5초   10초

눌렀다 바로 떼면 안 된다. 근육이 경화돼 자극이 혈자리에 전달되지 않는다. 천천히 누르면 근육이 이완돼 손가락을 혈자리로 밀어 넣기 쉬워진다. 그리고 천천히 누르면서 숨을 내쉬면 부교감신경이 작용해 강하 효과가 커진다.

　혈자리의 지압 효과를 극대화하려면 '정확한 위치를 정확한 각도에서 누르는 것'이 포인트다. 앞서 혈자리는 신경이 집중되는 곳에 있다고 했는데, 신경은 매우 약하기 때문에 대부분의 경우 안전하게 뼈 안쪽을 통과하고 있다. 그래서 혈자리를 찾을 때는 뼈를 따라 가면 찾기 쉽다.

　다음으로 누르는 각도 중요하다. 무조건 위에서 누르지 말고 혈자리가 있는 뼈 안쪽으로 손가락 끝을 밀어넣듯이 누른다. 누르는 순간 뻐근한 감각이 느껴지면 그 자리가 바로 혈자리다. 뻐근함이 혈자리를 정확히 눌렀다는 증거다.

　혈자리 지압은 신경을 자극하는 것이기 때문에 무조건 세게 누른다고 해서 효과가 있는 것은 아니다. 기분 좋은 통증이 느껴지는 정도가 딱 좋다. 누를 때는 5초에 걸쳐 숨을 내쉬면서 서서히 힘을 주고 손가락을 뗄 때도 5초에 걸쳐 숨을 들이쉬면서 서서히 힘을 뺀다.

의료 현장에서도 적극 활용되는 혈자리

혈자리는 고대에 기원을 두고 있어 오랜 세월 동안 이어져 내려온 신비한 것이라고 생각하기 쉽다. 민간요법 중 하나라고 착각하는 사람들도 있는데, 동양의학의 개념을 토대로 한 치료법 가운데 하나다. 그 이론이나 실천법은 서양의학의 관점에서 보더라도 매우 과학적이라는 것을 알 수 있다.

실제로 의료 현장에서도 혈자리 지압의 효용성을 인정해 적극적으로 활용하는 추세다. 구체적인 사례를 소개한다. 한 병원에서 불면증으로 고통 받는 환자에게 취침 전에 혈자리 지압(신문혈[8]과 백회혈[9], 냉증이 있는 사람에게는 추가로 족삼리혈[10]과 곡지혈[11])을 한 결과 수면 시간이 평균 89분이나 늘어났고 수면의 질도 좋아졌다는 보고가 있다.

실제로 어깨 결림이 있는 여성들이 혈자리 지압과 스트레칭을 통해 어깨 결림이 완화된 것을 확인할 수 있었다. 그뿐만 아니라 최근 연구에서 스트레스를 받으면 늘어나는 코르티솔cortisol이라는 호르몬의 농도도 옅어졌다는 사실도 보고된 바 있다.

혈자리 지압의 의료 효과는 전 세계적으로도 인정받기 시작했는데, 세계보건기구WHO는 신경통이나 안정 피로 등 47개 질환에 대한 혈자리 지압 효과를 인정하고 있고 등록된 혈자리 수만 361곳에 달한다. 다음 페이지에서는 그 작용을 더 높이는 비결에 대해 소개한다. 부디 독자 여러분도 경험을 통해 뛰어난 효용성을 실감하는 기회가 되기를 바란다.

8 손목 안쪽 주름에서 새끼손가락 쪽으로 가장자리 끝에 만져지는 혈자리 – 옮긴이
9 정수리에 위치한 혈자리 – 옮긴이
10 무릎 뼈 바깥쪽 아래 모서리에서 본인 손가락 세 개 너비 아래에 위치한 혈자리 – 옮긴이
11 팔을 구부렸을 때 팔꿈치 뼈 안쪽으로 오목하게 들어간 부분에 위치한 혈자리 – 옮긴이

의료 현장에서도 진행 중인 혈자리 지압 활용과 연구

어깨 결림 · 스트레스 완화

불면증이 있는 사람의 수면 시간 증가

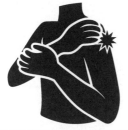

출처: 간사이침구대학 기요紀要 2.30-36, 2005

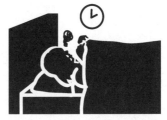

출처: 〈일본동양의학〉 잡지56(별책), 218, 2005

의료계에서는 혈자리 지압을 치료에 활용하고 있다. '입원 환자들의 불면증 치료를 위해 혈자리 지압을 실시한 결과 수면 시간이 평균 89분이나 늘어났다', '혈자리 지압과 스트레칭을 병행했더니 어깨 결림과 스트레스 완화 효과가 있었다'는 등의 보고가 나오고 있다.

WHO도 혈자리의 효용성을 인정해
361개의 혈자리가 국제 표준화됐다

미니 칼럼

혈자리 지압 효과 높이는 법

1 ▸ 혈자리 자극 용품 활용하기

시판 중인 혈자리 자극 용품을 활용하면 손가락과는 다른 자극을 줄 수 있다.

2 ▸ 욕조에서 혈자리 지압하기

목욕을 할 때는 부교감신경이 우세해져 혈자리를 지압하기에 더 없이 좋은 시간이다. 물 온도는 40도 정도가 적당하다.

3 ▸ 아로마 함께 쓰기

아로마는 몸과 마음의 긴장을 풀어 자연 치유력도 높여준다. 혈자리 지압을 할 때 함께 사용하면 더 큰 상승효과를 기대할 수 있다.

4 ▸ 혈자리 지압 후 뜨거운 물 마시기

혈자리 지압 후에는 노폐물의 배출을 돕기 위해 수분을 보충하는 것이 중요한데, 냉수보다는 뜨거운 물이 좋다.

스트레스를 오래 쌓아두지 않는
체질 만들기

혈압이 평소에는 정상이다가도 정신적으로 스트레스를 받으면
혈압이 크게 오르는 신경성 고혈압인 사람은 호흡법이나
아로마로 자율신경을 안정시키면 스트레스를 쌓아두지 않는
몸과 마음으로 바꿀 수 있다.

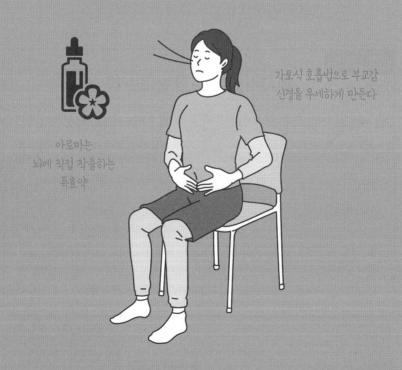

가토식 호흡법으로 부고감
신경을 우세하게 만든다

아로마는
뇌에 직접 작용하는
특효약

4

신경을 안정시키면
혈압을 조절할 수 있다

자율신경이 안정되면
혈압은 내려간다

자율신경

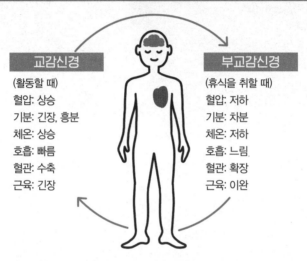

교감신경

(활동할 때)
혈압: 상승
기분: 긴장, 흥분
체온: 상승
호흡: 빠름
혈관: 수축
근육: 긴장

부교감신경

(휴식을 취할 때)
혈압: 저하
기분: 차분
체온: 저하
호흡: 느림
혈관: 확장
근육: 이완

자율신경이란 호흡과 심박수 등 우리 몸의 기능을 조절하는 신경이다. 활동할 때 우세한 교감신경과 휴식을 취할 때 우세한 부교감신경이 교대로 작용해 몸의 기능을 원활하게 조절한다.

　심리 상태에 따라 혈압은 크게 요동친다. 긴장이나 스트레스 등으로 인해 신경이 불안정해지면 자율신경의 균형이 깨지기 때문이다.

　자율신경은 심박수나 체온, 호흡, 대사 등 우리가 살아가는 데 중요한 기능들을 조절한다. 활동적일 때는 교감신경이, 휴식을 취할 때는 부교감신경이 우세해진다. 이렇게 교감신경과 부교감신경이 교대로 기능하면서 우리 몸의 컨디션을 정상으로 유지한다.

　그런데 바쁜 일상이나 일에 대한 중압감 때문에 스트레스를 받거나 흥분 상태가 지속되면 교감신경이 계속 우세해져서 자율신경의 균형이 깨

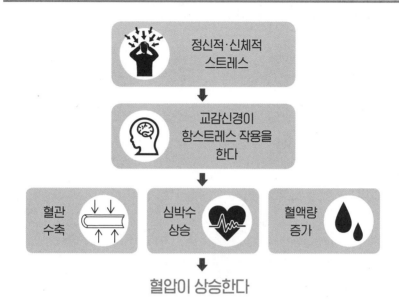

자율신경이 흐트러지면 혈압도 오른다

정신적·신체적
스트레스

↓

교감신경이
항스트레스 작용을
한다

↓

혈관
수축

심박수
상승

혈액량
증가

↓

혈압이 상승한다

진다. 그러면 몸과 마음도 흐트러진다. 고혈압도 그중 하나로 교감신경이 활발해지면 심박수를 높이는 아드레날린이나 혈관을 수축시키는 노르아드레날린 등과 같은 호르몬 분비를 촉진시키기 때문에 혈압이 쉽게 오르는 조건이 갖춰지는 것이다. 스트레스가 많은 사회에서 고혈압으로 고통받는 사람들이 많은 것은 이러한 부분이 하나의 원인이 되고 있는 것은 분명하다.

그러나 신경에 기인한 고혈압은 자율신경을 안정시키면 바로 개선할 수 있다. PART 3에서 소개한 혈자리 지압도 그중 하나이며, 이번 파트에서 소개하는 호흡법이나 아로마, 입욕법 등도 효과적인 수단이다. 심신을 안정시키는 자신만의 비법을 갖고 있으면 마음을 진정시키는 데 도움이 될 뿐 아니라 고혈압에 즉각적인 효과를 볼 수 있는 예방법을 갖춘 셈이다.

가토식 호흡법으로 신경 안정시키기

무도武道에서 중시하는 배꼽 아래 힘이 모이는 단전의 혈자리 이름은 '관원關元혈'이다. 관원혈 지압과 심호흡을 동시에 하는 강하 호흡법은 특히 신경성 고혈압인 사람들에게 효과적이다.

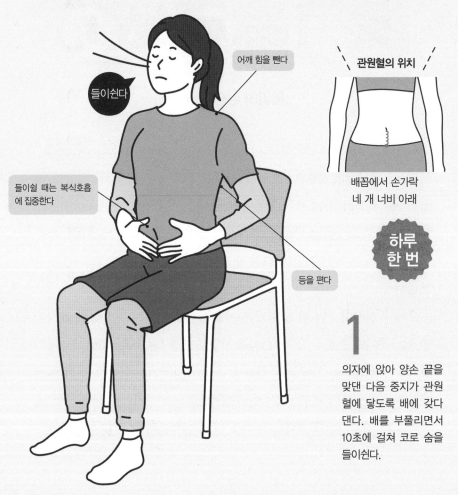

들이쉰다

어깨 힘을 뺀다

들이쉴 때는 복식호흡에 집중한다

등을 편다

관원혈의 위치

배꼽에서 손가락 네 개 너비 아래

하루 한 번

1

의자에 앉아 양손 끝을 맞댄 다음 중지가 관원혈에 닿도록 배에 갖다 댄다. 배를 부풀리면서 10초에 걸쳐 코로 숨을 들이쉰다.

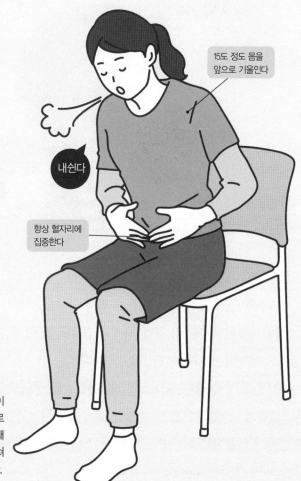

15도 정도 몸을 앞으로 기울인다

내쉰다

항상 혈자리에 집중한다

2

몸을 앞으로 기울이면서 혈자리를 누르고 배가 홀쪽해질 때까지 20초에 걸쳐 입으로 숨을 내쉰다.

85

뇌에 작용하는
아로마로 혈압 낮추기

아로마가 혈압을 낮추는 메커니즘

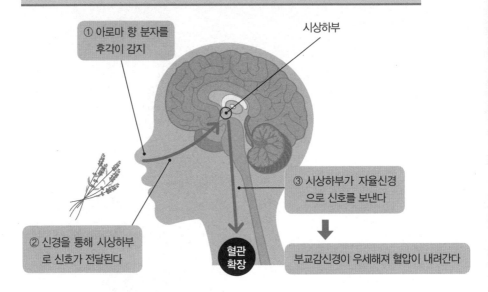

① 아로마 향 분자를 후각이 감지

시상하부

② 신경을 통해 시상하부로 신호가 전달된다

③ 시상하부가 자율신경으로 신호를 보낸다

혈관 확장

부교감신경이 우세해져 혈압이 내려간다

심리적인 요인으로 인한 고혈압에는 아로마 테라피도 효과적이다. 아로마 테라피는 식물에서 추출한 아로마 오일을 이용해 심신을 안정시키는 자연요법이다. 후각을 통해 뇌에 직접 자극을 줄 수 있을 뿐 아니라 감정에도 작용하는 '마음에 잘 드는 약'이다.

에센셜 오일의 향이 후각을 통해 대뇌로 들어가면 자율신경의 중추인 시상하부로 신호가 전달된다. 그럼 즉시 자율신경에 '교감신경 우위에서 부교감신경 우위로 전환하라'는 명령이 내려져 흥분 상태에서 안정 모드로 전환돼 혈압이 떨어지는 구조다.

자극이 바로 뇌로 전달되기 때문에 혈자리 지압과 마찬가지로 즉각적

혈압에 효과 있는 아로마 오일 추천

사이프러스Cypress		라벤더Lavender	
주성분	알파 피넨α-pinene	**주성분**	리날릴 아세테이트linalyl acetate
효과	긴장 완화, 혈관 확장 작용을 통한 혈압 강하.	**효과**	자율신경의 안정. 진정 효과. 뇌의 피로 해소.
작용	부교감신경을 자극해 긴장을 풀어 혈관을 확장시킴으로써 혈압을 안정시킨다.	**작용**	뇌 호르몬 '세로토닌'의 분비를 촉진해 혈압을 안정시킨다.
일랑일랑Ylang-Ylang		베르가모트Bergamot	
주성분	파라 크레졸 메틸 에테르para-cresol methyl ether	**주성분**	리모넨limonene, 리날릴 아세테이트
효과	정신 안정 작용, 진정 작용	**효과**	스트레스 완화, 자율신경의 안정
작용	신경의 흥분을 억제하고 혈관을 넓혀주기 때문에 동맥성 고혈압에도 효과적이다.	**작용**	신장 기능에 작용해 혈압을 정상으로 조절한다.
페티그레인Petitgrain		만다린Mandarine	
주성분	리날로올linalool, 리날릴 에세테이트	**주성분**	리모넨
효과	정신 안정 작용, 긴장 완화	**효과**	자율신경 조절 작용, 긴장 완화 작용
작용	교감신경을 억제한다. 세로토닌을 분비시켜 혈압을 안정시킨다.	**작용**	교감신경을 진정시키기 때문에 혈압이 서서히 낮아진다.

※병원에서 치료를 받거나 임산부, 어린이, 피부가 약한 사람은 전문가와 상담 후 사용할 것을 권장한다.

인 효과를 기대할 수 있다.

아로마 오일 사용법에 대해 알아보자. 잘 때는 손수건이나 티슈에 세 방울 정도 에센셜 오일을 떨어뜨린 다음 베갯맡에 둔다. 향의 강도는 두는 위치(거리)로 조절할 수 있다. 욕조에 넣어 아로마 목욕을 하는 방법도 있다. 유리그릇에 굵은소금 30g과 에센셜 오일 세 방울을 넣고 잘 섞은 다음 욕조에 넣어 푼다.

보통 고혈압에는 자율신경을 안정시키는 타입과 신경의 흥분을 억제해 주는 타입의 에센셜 오일이 주로 쓰이는데, 향의 취향은 그야말로 천차만별이다. 맡아보고 차분하고 편안해지는 향을 몇 개 준비해두고 그때그때 기분에 따라 골라 쓰면 된다. 위의 표에서 긴장 완화에 효과가 있는 아로마 오일도 소개하고 있으니 참고하기 바란다.

욕조에서 자율신경 조절하기

목욕은 그 자체만으로도 혈압에 좋은 영향을 준다. 뜨거운 물에 몸을 담그면 온열효과로 인해 혈행이 좋아지고 적당한 온도에서는 부교감신경이 심신을 휴식 모드로 전환해준다. 몸에 적당한 수압이 가해져 일산화질소 분비도 촉진되기 때문에 혈압에 좋은 조건이 갖춰지는 것이다.

탕의 온도는 40도를 넘지 말아야 한다. 그 이상이 되면 자율신경에 좋지 않기 때문이다. 탕의 온도가 40도 이상이면 교감신경이 활발해지면서 흥분 상태가 돼 심박수가 오르면서 혈압도 함께 상승한다. 반면 탕의 온도가 40도 이하면 부교감신경이 평온한 상태로 만들어주기 때문에 혈압이 내려간다.

나 자신도 이 입욕법으로 자율신경을 조절하곤 한다. 중요한 일이 있는 날은 뜨거운 물로 아침 목욕을 하고, 밤에 좀 더 힘을 내 집필에 매진해야 할 때는 뜨거운 물로 샤워를 해 교감신경을 활성화시킨다. 피곤한 날은 조금 미지근한 물에 몸을 담가 부교감신경을 활성화시킨다.

자율신경에 작용하지는 않지만, 일산화질소의 분비를 촉진하고 싶을 때는 온탕과 냉탕을 오가는 '냉온욕'을 추천한다. 따뜻한 물과 차가운 물에 교대로 몸을 담구면 혈관이 확장과 수축을 반복하면서 혈류가 좋아져 일산화질소의 분비가 촉진된다. 대형 목욕탕이나 헬스장에 있는 사우나를 이용해보자.

자율신경을 조절하는 입욕법

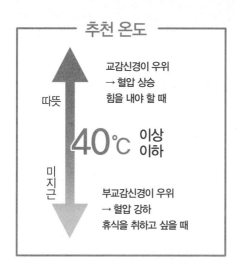

추천 온도

교감신경이 우위
→ 혈압 상승
힘을 내야 할 때

따뜻

40℃ 이상
이하

미지근

부교감신경이 우위
→ 혈압 강하
휴식을 취하고 싶을 때

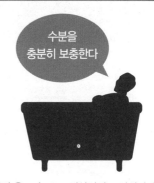

수분을
충분히 보충한다

탕의 온도가 40도 이상이면 교감신경이 우세해져 '액티브 모드'가 된다. 40도 이하에서는 부교감신경이 우세해져 '휴식 모드'가 된다. 혈압의 안정을 위해 약간 미지근한 물을 추천한다.

일산화질소 분비를 위해 냉온욕!

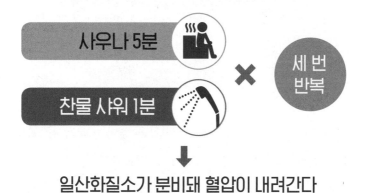

사우나 5분

찬물 샤워 1분

✕

세 번
반복

↓

일산화질소가 분비돼 혈압이 내려간다

사우나에 5분 있다 나와서 바로 차가운 물로 1분 정도 샤워하는 냉온욕을 최소 세 번 반복한다. 혈관이 확장과 수축을 반복하면서 혈류가 좋아져 일산화질소의 분비가 촉진된다.

스트레스와 혈압은 연결돼 있다

스트레스가 혈압을 높이는 이유

스트레스를 받으면 우리 몸은 전투 모드가 된다

온몸과 근육에 에너지를 운반하기 위해 심장이 격렬하게 움직인다

혈압이 상승한다

스트레스 발산법을 몇 가지 갖고 있자

스트레스 발산법 리스트

· 친구와 대화하기
· 마음껏 노래 부르기
· 스포츠 경기 관람하기
· 쇼핑하기
· 운동하기

자신에게 맞는 스트레스 발산법이 있으면 부정적인 감정을 오래 끌지 않고 비교적 쉽게 털어버릴 수 있다. 디톡스할 수 있는 방법을 다양하게 준비해두자.

　　스트레스가 자율신경을 흐트러뜨려 혈압을 높이는 메커니즘에 대해서는 앞서 설명했다(82쪽 참조). 단, 스트레스로 인한 혈압의 상승은 일시적인 경우가 많아 대부분은 얼마 지나지 않아 원래대로 돌아간다. 그러나 사람에 따라서는 불쾌한 감정을 쌓아두거나 가정이나 직장에서 일상적으로 중압감을 느끼는 경우도 있을 것이다. 이렇게 장기간 스트레스에 노출되면 고혈압이 만성화할 위험성이 높아져 가장 위험하다.

　　스트레스를 계속 끌어안고 있으면 몸은 항상 전투태세를 유지하고 싸

성별에 따른 독 발산법

남성	여성
\ 큰 소리 지르기 /	\ 수다 떨기 /

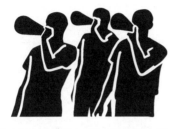
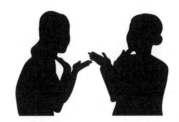

남성들이 독을 발산하는 가장 좋은 방법은 큰 소리를 지르는 것이다. 스포츠 경기를 보러가서 큰 소리로 응원하거나 게임에 열중해 소리를 지르는 것도 효과적이다. 사람이 없는 바다나 산을 찾아 소리를 질러보는 것도 좋다.

여성들은 타인에게 초조하거나 답답한 감정에 대해 수다를 떠는 것이 가장 좋은 발산법이다. 이 밖에 친구와 식사를 하거나 쇼핑을 즐기면서 가라앉은 기분을 끌어올리는 것도 효과가 크다.

움에 필요한 에너지를 근육과 온몸으로 계속 보내려고 한다. 심장도 열심히 펌프 기능을 끌어 올려서 혈압이 높은 상태가 지속된다.

이런 위기상황에서 벗어나려면 어떡하면 좋을까? 그 답은 스트레스를 잘 발산해 담아두지 않는 것이다. 그러려면 스트레스를 발산하는 방법을 몇 가지 갖고 있어야 한다. 속마음을 털어놓을 수 있는 친구와 대화를 나누거나 취미를 즐기거나 뭔가를 배우는 데 몰두하는 것도 좋다.

스트레스를 컨트롤하려면 '마음의 독을 발산'해야 한다. 디톡스할 수 있는 방법을 몇 가지 가지고 기분을 바로바로 리셋할 수 있으면 스트레스에 강한 사람이 될 수 있다. 일반화할 수는 없지만 경험적으로 남성은 스포츠 경기를 보러 가서 큰 소리를 지르는 것이 효과적이고, 여성은 타인과 수다를 떠는 것이 가장 좋은 스트레스 해소법이다.

동물성 단백질을
적극적으로 섭취하자

건강을 생각해 채소 중심의 식사를 하는 것은 오히려 위험하다.
인간의 모든 기능을 구성하는 단백질이야말로 필수 영양소이다.
체중 1kg당 1g씩 꼭 챙겨 먹자.

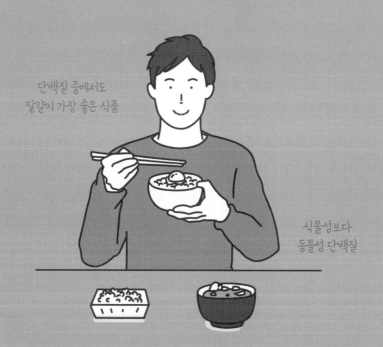

단백질 중에서도
달걀이 가장 좋은 식품

식물성보다
동물성 단백질

근육과 혈관을 튼튼하게 만드는 최강 식사법

혈압을 낮추는 데 꼭 필요한 단백질

이번 장에서는 혈압을 적정 수준으로 유지하고 고혈압 예방에도 도움이 되는 식사법을 소개한다. 혈압에 도움이 되는 영양분을 섭취해 고혈압 예방을 위한 운동과의 상승효과를 이끌어내는 것이 목적이다.

여기서 추천하고 싶은 것은 단백질이 풍부한 식사다. 인간의 몸은 수분과 지질을 제외하면 대부분이 단백질로 이루어져 있다. 근육과 장기를 비롯해 혈관과 혈액, 호르몬과 신경전달물질에 이르기까지 다양한 인체 조직의 주성분이다.

특히 근육은 약 80%가 단백질이며 혈액도 실은 근육이다. 그래서 유연한 골격근과 혈관을 유지해 혈압을 안정시키기 위해서는 단백질을 꼭 섭취해야 한다. '나이를 먹으면 채소 중심의 식사가 좋다'고 생각하기 쉬운데, 채소에는 건강을 유지하는 데 필요한 단백질량이 적다. 따라서 단백질이 풍부한 고기나 생선을 먹지 않으면 대사능력이나 면역력 저하 등 다양한 문제가 생길 수 있다.

단백질을 섭취할 때 주의해야 할 점은 아미노산이다. 단백질은 동물성과 식물성 두 가지로 나뉘는데, 두 단백질 모두 20가지 종류의 아미노산으로 이루어져 있다. 그리고 좋은 고단백식품은 아미노산의 균형이 좋을 뿐 아니라 풍부하게 함유하고 있다는 것이 특징이다. 이 점을 고려해서 식품을 골라 식단을 짜면 단백질 섭취 효과를 극대화할 수 있다. 아미노산에 대해서는 다음 항목에서 자세히 설명한다.

혈압과 관련된 조직은 대부분 단백질로 이루어져 있다

몸을 만든다

근육

내장

혈관

뇌의 성장

몸을 조절한다

혈구

뇌 호르몬

에너지

신경전달물질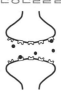

3대 영양소로 알려진 단백질은 몸을 만드는 데 쓰일 뿐 아니라 혈구와 내장, 뇌 호르몬 등의 재료로서도 사용된다. 혈압의 안정과 관련된 근육과 혈관, 신경의 주성분이기도 해서 적극적으로 섭취할 것을 추천한다.

인간에게 필요한 아미노산

체내에서 만들 수 없는
필수 아미노산

① 발린valine
② 트립토판tryptophan
③ 류신leucine
④ 히스티딘histidine
⑤ 아이소류신isoleucine
⑥ 트레오닌threonine
⑦ 메티오닌methionine
⑧ 라이신lysine
⑨ 페닐알라닌phenylalanine

체내에서 만들 수 있는
비필수 아미노산

① 알라닌alanine
② 시스테인cysteine
③ 글루타민glutamine
④ 프롤린proline
⑤ 아르기닌arginine
⑥ 글리신glycine
⑦ 글루탐산glutamic acid
⑧ 세린serine
⑨ 아스파라긴asparagine
⑩ 티로신tyrosine
⑪ 아스파라긴산aspartic acid

사람에게 필요한 20가지의 아미노산은 체내에서 만들 수 없는 '필수 아미노산'과 체내에서 합성할 수 있는 '비필수 아미노산'으로 분류된다. 인체의 대부분이 겨우 20종류의 아미노산으로 이루어져 있다는 사실이 놀랍다.

균형 잡힌 아미노산 식품이 좋은 단백질원

아미노산의 균형이 좋고 함유량이 높은 식품을 고를 때는 프로틴 스코어와 아미노산 스코어를 지표로 삼으면 된다. 프로틴 스코어는 식품에 근육 등 인체를 만드는 데 필요한 아미노산이 얼마나 들어 있는지를 수치화하기 위해 고안됐다. 그런데 산출 방법이 바뀌는 과정에서 식품에 필수 아미노산 함유량이 중시되면서 명칭이 아미노산 스코어로 바뀌었다. 이 아미노산 스코어의 수치에 대해 설명하면 필수 아미노산의 필요량을 모두 채운 식품의 스코어는 100이다. 한편 필요량을 채우지 못한 필수 아미노산이 있으면 가장 낮은 필수 아미노산의 비율이 아미노산 스코어로 표시된다.

최근에는 아미노산 스코어가 중시되는 추세인데, 개인적으로는 '인체에 도움이 돼야 비로소 영양소'라고 생각하기 때문에 아미노산 스코어가 아니라 프로틴 스코어에 주목하고 있다. 그러나 다음 표에서도 알 수 있듯이 프로틴 스코어와 아미노산 스코어에 다른 식품이 많은 것도 사실이다. 이 문제는 식품을 잘 조합해 보충하면 해결할 수 있다. 예를 들어 일본인들이 아침에 많이 먹는 낫토밥은 대두와 흰 쌀밥이 서로 부족한 아미노산을 보충해 아미노산의 균형을 가장 잘 맞춘 음식 중 하나다. 대두와 흰 쌀밥의 조합으로는 '밥과 미소시루'도 이상적이다. 우리는 본능적으로 몸이 필요로 하는 것을 '맛있다'고 느끼며 보충하고 있다.

프로틴 스코어와 아미노산 스코어

식품	프로틴 스코어	아미노산 스코어
달걀	100	100
재첩	100	100
꽁치	96	100
정어리	91	100
돼지고기	90	100
닭고기	85	100
치즈	83	100
백미	78	93
우유	74	100
새우	73	100
우동	56	51
대두	56	100

많은 육류와 어류, 우유, 대두의 아미노산 스코어는 100

아미노산 스코어가 100인 식품은 필수 아미노산이 모두 100이라는 이야기다. 한편 프로틴 스코어가 100인 식품은 달걀과 재첩뿐이다.

출처: 일본 문부과학성 〈일본식품표준성분표 2015년판(제7개정) 아미노산 성분표 편〉
(https://physiqueonline.jp/health_care/nutritional_science/page6377.html)

밥과 맞는 반찬은 아미노산의 균형도 최고!

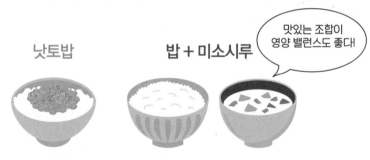

낫토밥　　　　밥 + 미소시루

맛있는 조합이 영양 밸런스도 좋다!

식품을 조합해 부족한 아미노산을 채워주면
아미노산의 균형이 좋은 식단이 된다

백미와 대두는 백미에 부족한 라이신을 대두가, 대두에 부족한 메티오닌을 백미가 보충해주는 관계다. '낫토밥'이나 '밥과 미소시루'는 아미노산의 균형이 완벽하다. '연어알+밥' '명란+밥'도 최고의 조합이다.

체중 1kg당 단백질 1g이 기준

하루 식사에 필요한 단백질량

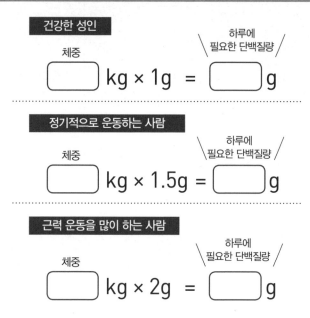

지금까지 아미노산의 균형이 좋은 양질의 단백질 섭취에 대해 설명했다. 이번에는 혈압과 건강 유지에 이상적인 하루 단백질 섭취량에 대해 알아보자.

체중 1kg당 약 1g의 단백질을 매일 섭취하는 것이 기준이다. 체중이 60kg인 사람은 매일 60g을 섭취하면 된다. 운동 습관이 있는 사람은 체중 1kg당 1.5g, 근력운동을 많이 하는 사람은 체중 1kg당 2g을 섭취하면 된다.

단 여기서 주의할 점은 '식품의 무게=단백질량'이 아니라는 점이다. 식

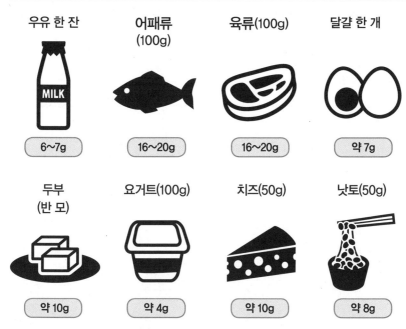

주요 식품에 함유된 단백질량

우유 한 잔	어패류 (100g)	육류(100g)	달걀 한 개
6~7g	16~20g	16~20g	약 7g

두부 (반 모)	요거트(100g)	치즈(50g)	낫토(50g)
약 10g	약 4g	약 10g	약 8g

출처: 일본 문부과학성 〈일본식품표준성분표(제8개정) 증보판 2023년〉

품마다 다르지만 식품에 함유된 단백질량은 대략 식품 무게의 5분의 1정도라고 한다. 고기 100g에 함유된 단백질량은 20g 정도로 의외로 적다.

예를 들어 체중이 60kg인 사람이 하루에 필요한 단백질 60g을 고기로만 섭취할 경우 300g을 먹여야 한다는 계산이 된다. 즉, 단백질을 한 식품으로만 섭취하는 것은 쉽지 않다. 따라서 식사 때 다양한 식품을 통해동물성과 식물성 단백질을 섭취해(위 리스트를 참조) 총 섭취량을 채우는 것이 좋다.

참고로 고형 단백질이 아미노산에 분해되는 데는 3~4시간이 걸리기때문에 저녁에 헬스장에서 운동하는 사람은 흡수 효율을 고려해 점심에아미노산이 풍부한 식품을 잘 챙겨 먹는 것이 가장 좋다.

매끼 단백질
섭취하기

혈관을 튼튼하게 만드는 단백질 섭취법

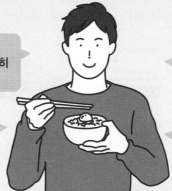

한 번에 몰아서
먹지 말고 매끼 꾸준히
챙겨 먹는다

탄수화물도 함께
먹는다

달걀, 고기, 우유 중
하나 또는
다 먹는다

운동하기 3~4시간
전까지 먹는다

보조적으로
유청 단백질[13]을
활용하는 것도 좋다

한 끼당 섭취 기준량

한 끼당 달걀 두 개, 돼지고기 100g, 우유 한 잔은 꼭 섭취한다. 가능하면 한
끼당 한 가지가 아니라 달걀+돼지고기, 돼지고기+우유처럼 함께 섭취하는
것이 가장 좋다.

달걀 두 개

돼지고기 100g

우유 한 잔
(200ml)

달걀·돼지고기·우유를 이용한 추천 요리

우유

돼지고기

달걀

스튜

돼지고기
생강볶음

닭고기
달걀덮밥

크림 스파게티

후이궈러우[14]
回鍋肉

오므라이스

이외에도
그라탕 등이 있다

이외에도 돼지고기 김치
볶음, 동파육 등이 있다

이외에도 달걀말이,
푸용단[15] 등이 있다

　　강하 프로그램(10쪽 참조)을 실시하는 일주일 동안 하루 세 끼 식단에 달 걀, 돼지고기, 우유를 반드시 넣는다. 한 끼당 달걀 두 개, 돼지고기 100g, 우유 200ml를 기준으로 하고 그 이상 섭취하는 것이 이상적이다.

　　손이 많이 가는 음식을 고집할 필요는 없다. 아침에는 '낫토와 날달걀 비빔밥'과 미소시루면 훌륭하고, 점심에는 '베이컨 양상추 샌드위치'에 삶 은 달걀과 우유가 들어가는 카페오레를 곁들이면 완벽하다.

　　단품으로 섭취하는 것이 어려울 때는 단백질원을 중심으로 다양한 식 품을 넣은 전골 요리를 추천한다. 건더기의 영양소가 국물에 모두 우러나 기 때문에 마지막에 밥이나 면을 넣어 먹으면 쉽게 영양가 높은 식사를 할 수 있다. 앞서 소개한 음식의 예를 참고하기 바란다.

13 우유로 치즈를 만들고 남은 부산물 - 옮긴이
14 돼지고기를 삶아 각종 채소와 볶은 중국요리 - 옮긴이
15 중국식 오믈렛에 게맛살을 넣고 전분소스를 얹은 요리 - 옮긴이

아미노산 & 프로틴 스코어 100

어떤 음식과도 잘 어울리는 슈퍼 푸드, 달걀

혈압을 위해 섭취해야 하는 단백질원 중에서 달걀은 영양가가 매우 높은 특별한 식품이다. 아미노산 스코어와 프로틴 스코어가 모두 100이기 때문에 어떤 식품과 같이 먹어도 부족한 아미노산을 대부분 보충해준다. 게다가 밥이나 빵과도 잘 맞기 때문에 음식의 종류를 불문하고 주식이나 국물류에서 디저트에 이르기까지 다양하게 활용할 수 있다. 그야말로 만능이라 할 수 있는 슈퍼 푸드다.

달걀을 적극적으로 먹으라고 추천하면 콜레스테롤을 걱정하는 사람들이 많은데, 이는 낡은 상식이다. 최근에는 콜레스테롤은 중요한 영양소로 사람이 살아가는 데 꼭 필요하다는 사실이 많은 연구를 통해 밝혀지고 있다.

단, 이렇게 훌륭한 달걀도 조리법에 따라 영양을 충분히 살리지 못하는 경우가 있다. 결론부터 말하면 달걀은 반숙으로 먹는 게 가장 이상적이다. 먼저 날달걀의 흰자에 함유된 아비딘avidin이라는 단백질은 노른자에 든 장내 환경에 좋은 비오틴biotin(비타민B7)을 파괴한다. 반면 흰자를 가열해서 굳히면 아미노산으로의 분해를 촉진해 단백질의 흡수율이 높아진다. 따라서 노른자의 영양은 파괴하지 않고 단백질의 흡수율을 높이기 위해서는 아비딘이 들어 있는 흰자만 익히고, 노른자는 익히지 않은 반숙으로 먹는 것이 가장 좋다.

달걀의 콜레스테롤은 중요한 영양소

1 ▶ 세포막의 원료가 된다

인체를 형성하는 세포 수는 37조 정도 되는데, 이 세포막의 원료인 콜레스테롤 덕분에 세포 분열이
일어나 새로운 세포가 매일 만들어진다.

2 ▶ 호르몬의 재료가 된다

남성 호르몬과 여성 호르몬뿐 아니라 부신피질호르몬처럼 생명 유지에 꼭 필요한 호르몬의 재료이
기도 하다.

3 ▶ 비타민D의 원료가 된다

콜레스테롤이 원료인 비타민D는 뼈의 성장 및 강도 유지에 필요한 영양소다. 칼슘의 흡수를 촉진하
고 면역 기능을 조절하는 작용도 한다.

4 ▶ 담즙산의 재료가 된다

섭취한 지질을 분해해 장 내 흡수를 돕는 것이 담즙산의 역할이다. 담즙산은 간에서 콜레스테롤로
합성된다.

달걀은 반숙을 추천한다

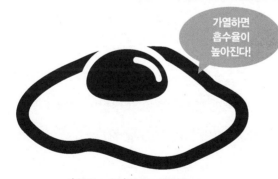

가열하면
흡수율이
높아진다!

흰자는 익히고 노른자는
익히지 않은 반숙이 가장 좋다!

날달걀과 스크램블 에그도
영양가가 있지만, 반숙달걀
이 단백질의 흡수율도 높고
영양적으로 더 높은 효과를
기대할 수 있다. 라멘이나
수프, 조림, 덮밥 등에 반숙
을 써도 좋다. 이 밖에도 다
양하게 활용해보자.

영양가 높은 돼지고기와
영양 흡수가 좋은 우유

달걀 못지않게 우수한 단백질원이 바로 돼지고기다. 돼지고기는 단백질이 풍부할 뿐 아니라 아미노산 스코어도 100이다. 그야말로 '고단백·고영양'의 균형 잡힌 식품이라 할 수 있다.

특히 돼지고기의 훌륭한 점은 비타민B군이 풍부하다는 것이다. 그중에서도 '피로회복 비타민'이라고도 불리는 비타민B1을 소고기의 약 10배나 함유하고 있어 항상 몸이 가뿐한 체질로 만드는 데 도움을 준다. 돼지고기의 살코기에는 철분과 미네랄이 풍부해 혈관의 건강 유지 및 우리 몸의 노화 방지에도 효과가 있다.

참고로 비타민B1의 섭취 효율을 높이려면 양파나 마늘, 부추와 함께 먹으면 좋다. 이들 채소에 공통적으로 함유돼 있는 성분인 알리신allicin에는 비타민B1의 흡수를 돕는 작용이 있기 때문이다. 일본 정식집의 단골 메뉴인 돼지고기에 이들 채소를 곁들인 일명 '스테미너 정식'은 매우 훌륭한 음식이라 할 수 있다.

다음으로 소개하고 싶은 중요한 단백질원은 우유다. 단백질을 구성하는 20종류의 아미노산을 균형 있게 함유하고 있고 사람이 생명을 유지하는 데 필요한 5대 영양소의 공급원이기도 하다. 게다가 우유는 흡수가 빠르다는 점도 큰 장점이다. 고형 단백질은 흡수되는 데 3~4시간 걸리는 데 반해 우유는 1~2분 만에 소장에 도달한다. 효율적이고 게다가 간편하게 양질의 단백질을 섭취할 수 있는 식품이라는 점을 꼭 기억해두기 바란다.

돼지고기는 고단백이라 영양 면에서도 훌륭!

	돼지고기 대형종 뒷다리살 살코기	소고기 와규 설도살 살코기	닭고기 영계 다리살 껍질은 제거
열량(kcal)	119	176	113
수분(g)	73.0	67.0	76.1
단백질(g)	22.1	21.3	19.0
지질(g)	3.6	10.7	5.0
마그네슘(mg)	26	24	24
철(mg)	0.9	2.8	0.6
비타민B$_1$(mg)	0.96	0.10	0.12
비타민B$_2$(mg)	0.23	0.22	0.19

돼지고기는 소고기나 닭고기보다 단백질이 풍부하다

출처: 일본 문부과학성 〈일본식품표준성분표(제8개정) 증보판 2023년〉   ※100g당 함유량

단백질을 빨리 섭취하고 싶을 때는 우유를 마시자

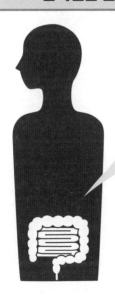

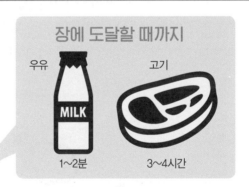

장에 도달할 때까지

우유

MILK

1~2분

고기

3~4시간

고형 단백질은 위에서 소화된 후 장으로 운반돼 아미노산으로 분해된 다음 체내로 흡수될 때까지 평균 3~4시간 걸린다. 이에 반해 우유는 마시고 1~2분이면 장에 도달하기 때문에 효율적으로 영양을 흡수할 수 있다.

단백질을 섭취하면
일산화질소가 증가한다

앞서 혈액의 흐름을 좋게 만들면 혈관을 유연하게 하는 일산화질소의 생성이 활발해진다고 설명했는데(64쪽 참조), 식사를 통해서도 일산화질소의 생성을 촉진할 수 있다. 질소(N)는 단백질의 구성 요소 중 하나여서, 단백질을 적극적으로 섭취하면 일산화질소의 재료가 채워진다.

일산화질소를 체내에서 합성하려면 '아르기닌'이라는 아미노산이 꼭 필요하다. 아르기닌을 풍부하게 함유한 식품으로는 닭고기와 참치, 장어 외에도 달걀, 대두를 비롯한 콩류 등이 있다. 아미노산은 단백질의 원료이기 때문에 이들 식품을 섭취하면 그 자체가 고혈압 대책도 된다.

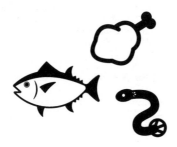

PART

6

평생 약에 의존하지 않는
체질 개선 건강법

생활 습관을 바꾸면 효과가 UP!

고혈압의 근본 원인에 초점을 맞춘 강하 체조와
혈자리에 대해 소개한다. 혈압이 내려가도 중단하지 말고
꾸준히 실천하여 약에 의존하지 않는 체질로 만들어보자.

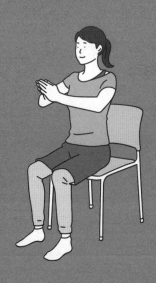

근본 원인을 해결하면 약을 끊을 수 있다

고혈압을 근본적으로 해결해 건강 상태 유지하기

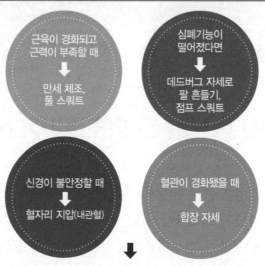

근육이 경화되고
근력이 부족할 때
↓
만세 체조,
풀 스쿼트

심폐기능이
떨어졌다면
↓
데드버그 자세로
팔 흔들기,
점프 스쿼트

신경이 불안정할 때
↓
혈자리 지압(내관혈)

혈관이 경화됐을 때
↓
합장 자세

↓

운동과 혈자리 지압으로 건강검진의
모든 항목에서 정상 A 판정을 받도록 하자

  지금부터는 앞에서 소개한 가토식 강하 프로그램으로 효과를 본 이후 그 상태를 유지할 수 있도록 '평생 약에 의존하지 않는 체질 개선 건강법'을 소개한다.

  고혈압의 네 가지 원인을 근본적으로 해결해 떨어진 혈압이 다시 오르지 않도록 함으로써 혈압약을 끊을 수 있는 체질로 바꾸는 프로그램이다. 이를 습관화하면 고혈압 예방에 그치지 않고 질병에 강해져 건강검진의 모든 항목에서 정상 A 판정을 받을 수 있다. 나아가서는 나이가 들어도 건강을 꾸준히 유지할 수 있는 체질로 자연스럽게 바뀔 것이다.

108

약을 끊기 위한 준비

1 최소 2주 동안의 수치 데이터를 준비한다

운동 후 위 혈압이 140mmHg 미만으로 꾸준히 유지되면 최소 2주에서 한 달 동안 약을 복용하지 말고 운동을 계속 하면서 매일 혈압을 기록했다가 진찰을 받을 때 의사에게 보여준다.

혈압을 기록한다

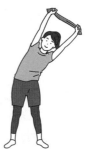

2 데이터를 근거로 의사에게 약을 끊고 싶다고 말한다

"지금 하는 운동 덕분에 혈압이 떨어져서 시험 삼아 약을 끊었던 기간의 혈압이에요"라고 한 다음 데이터를 보여준다. "운동도 관리도 잘할 테니 약은 끊어도 되겠죠?"라고 물어보면 대부분은 "그렇게 하시죠"라고 할 것이다.

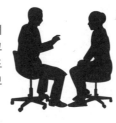

(데이터를 보여주며) 약을 끊고 싶어요

막연하게 "어떡하면 좋을까요?"라고 물으면 의사들은 허락하지 않을 것이다. 의사의 결정에 맡기지 말고 "끊어도 되죠?"라고 단호한 어조로 말하는 것이 좋다.

약과의 이별

갑자기 약을 끊으려니 불안할 때는

STEP 1
하루에 복용하는 횟수와 양을 줄인다

하루 두 번에서 한 번으로, 두 알에서 한 알로 줄이는 방식으로 하루 복용량을 줄인다.

STEP 2
일주일 중 약을 먹지 않는 날을 정한다

'일요일은 약을 먹지 않는 날'과 같이 요일을 정한다. 상태를 보면서 하루씩 늘린다.

STEP 3
걱정이 될 때만 먹는다

평소보다 혈압이 높아 불안하거나 걱정되는 증상이 있을 때만 복용한다.

평생 약에 의존하지 않는 체질로 바꾸는 습관

목적에 맞게 강하 프로그램을 추가한다

가토식 강하 7일 프로그램

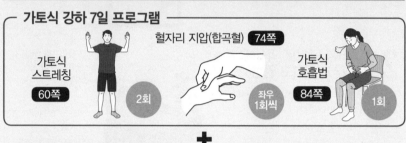

가토식 스트레칭
`60쪽`
`2회`

혈자리 지압(합곡혈) `74쪽`
`좌우 1회씩`

가토식 호흡법
`84쪽`
`1회`

+

근육은 유연하게 & 근력은 강하게

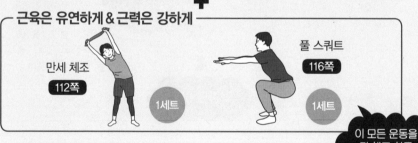

만세 체조
`112쪽`
`1세트`

풀 스쿼트
`116쪽`
`1세트`

> 이 모든 운동을 다 해도 하루 10분이면 충분

심폐기능 향상시키기

`최고 혈압`
160mmHg 이상인 사람

데드버그 자세로 팔 흔들기스트레칭
`118쪽`
`2세트`

또는

`최고 혈압`
160mmHg 미만인 사람

점프 스쿼트
`120쪽`
`1세트`

혈관을 유연하게

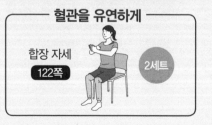

합장 자세
`122쪽`
`2세트`

신경 안정시키기

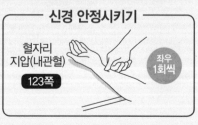

혈자리 지압(내관혈)
`123쪽`
`좌우 1회씩`

꾸준히 할 수 있게 프로그램의 내용을 바꿔도 괜찮다

프로그램의 응용 예

강하 프로그램
가토식 스트레칭
혈자리 지압(협곡혈)
가토식 호흡법

심폐 기능 향상시키기
데드버그 자세로 팔 흔들기
또는
점프 스쿼트

매일 한다

근육은 유연하게 & 근력은 강하게
만세 체조   풀 스쿼트

혈관을 유연하게
합장 자세

신경 안정시키기
혈자리 지압(내관혈)

*요일을 정해 주 2회
나눠서 추가해보자*

가끔 못 하는 날이
있어도 괜찮다.
꾸준히 하는 것이
더 중요

그날그날 실천한 내용과 혈당치를 노트에 기록해두면 운동 효과를 한눈에 알 수 있다. 이를 토대로 실천할 프로그램과 일수 등을 조정하면서 자신에게 딱 맞는 최적의 프로그램을 완성해간다.

고혈압을 초래하는 '근육의 경화', '혈관의 경화', '심폐기능 저하', '불안정한 신경' 등 네 가지 원인 해소에 초점을 맞춘 운동과 혈자리 지압에 대해 추가적으로 소개한다.

가토식 강하 7일 프로그램에 추가해도 익숙해지면 다 하는 데 10분 정도밖에 걸리지 않는다. 몰아서 할 시간이 없을 때는 아침에는 운동만 하고 혈자리 지압은 통근 전철 안에서 하는 식으로 나눠서 해도 좋다.

프로그램은 목적에 따라 나누어져 있으니 강화하고 싶은 것만 매일 하고 나머지는 일주일에 3~4회 하는 식으로 각자의 목적과 체력, 생활 패턴에 맞춰 하면 된다. 특히 운동 습관이 없는 사람이 매일 다 하는 것은 부담이 클 것이다. 무리하면 오래 지속하기 어렵다. 다만 운동과 혈자리 지압은 매일 양치질하듯 하는 것이 이상적이다.

111

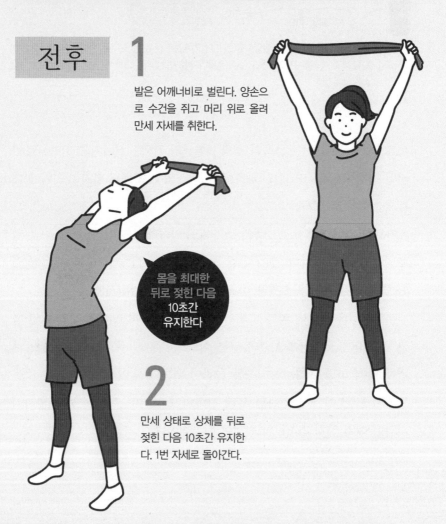

1~8까지
1세트

만세 체조

근육을 늘렸다 수축시키는 동작을 반복해 혈류 개선과 일산화질소의 분비를 촉진한다.
근육과 혈관이 젊어져 고혈압에 잘 걸리지 않는 몸을 만든다.

전후 **1**

발은 어깨너비로 벌린다. 양손으로 수건을 쥐고 머리 위로 올려 만세 자세를 취한다.

몸을 최대한
뒤로 젖힌 다음
10초간
유지한다

2

만세 상태로 상체를 뒤로 젖힌 다음 10초간 유지한다. 1번 자세로 돌아간다.

전후좌우로 굽히고 젖히는 동작을 이어서 1세트 실시한다. 몸을 최대한 당긴 자세
를 유지하는 것이 포인트. 호흡은 자연스럽게 유지한다.

3

양손을 내리고 무릎을 편 채로 앞으
로 구부린 다음 그대로 10초간 유지
한다. 1번 자세로 돌아간다.

몸을 최대한
굽힌 다음
10초간
유지한다

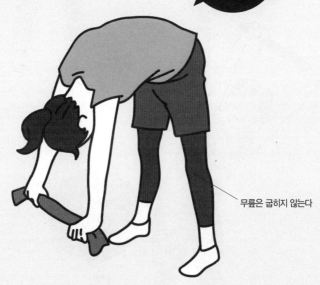

무릎은 굽히지 않는다

다음 페이지에서 계속

좌우

4

상체를 왼쪽으로 굽혀 오른쪽 옆구리를 늘린 상태에서 10초간 유지한다. 1번 자세로 돌아간다.

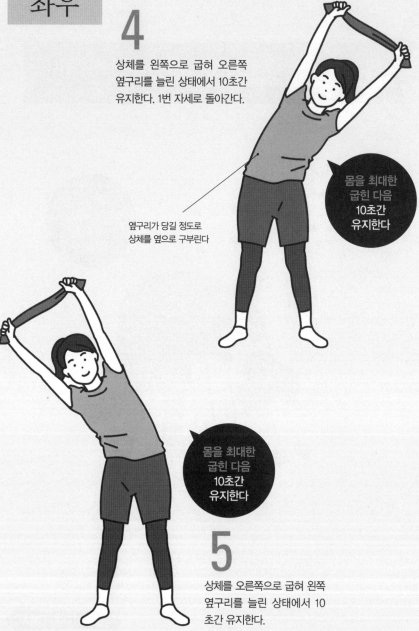

옆구리가 당길 정도로 상체를 옆으로 구부린다

몸을 최대한 굽힌 다음 10초간 유지한다

몸을 최대한 굽힌 다음 10초간 유지한다

5

상체를 오른쪽으로 굽혀 왼쪽 옆구리를 늘린 상태에서 10초간 유지한다.

비틀기

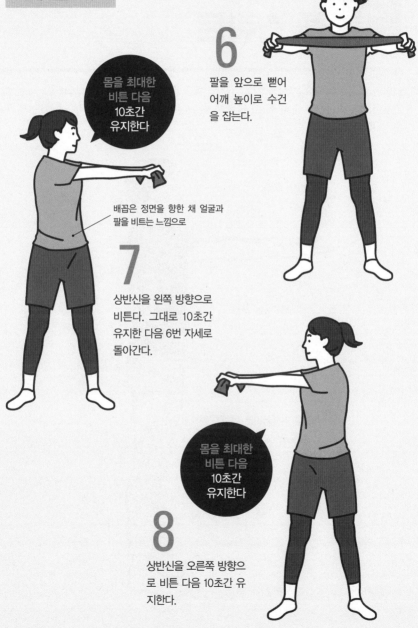

6

팔을 앞으로 뻗어 어깨 높이로 수건을 잡는다.

몸을 최대한 비튼 다음 10초간 유지한다

배꼽은 정면을 향한 채 얼굴과 팔을 비트는 느낌으로

7

상반신을 왼쪽 방향으로 비튼다. 그대로 10초간 유지한 다음 6번 자세로 돌아간다.

몸을 최대한 비튼 다음 10초간 유지한다

8

상반신을 오른쪽 방향으로 비튼 다음 10초간 유지한다.

풀 스쿼트

10회가
1세트

나이가 들거나 운동이 부족해서 생기는 근위축을 방지하고 체중을 지탱할 수 있는 몸으로 만들어준다. 하반신을 중점적으로 단련할 수 있어 체간 강화 및 다이어트 효과도 기대할 수 있다.

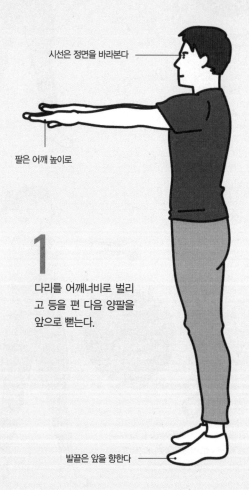

시선은 정면을 바라본다

팔은 어깨 높이로

1

다리를 어깨너비로 벌리
고 등을 편 다음 양팔을
앞으로 뻗는다.

발끝은 앞을 향한다

116

풀 스쿼트 10회가 어려울 때는 하프 스쿼트부터 도전한다. 하프 스쿼트 10회가 가능해지면 풀 스쿼트로 바꿔 서서히 부하를 준다.

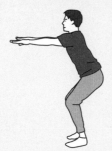

하프 스쿼트

무릎을 살짝 굽혀 엉덩이가 무릎 위로 오게 한다. 넘어질까 걱정될 때는 뒤에 의자를 준비한다.

2

7초에 걸쳐 허리를 내리면서 스쿼트를 하고 다시 7초에 걸쳐 처음 자세로 돌아온다. 이를 10회 반복한다.

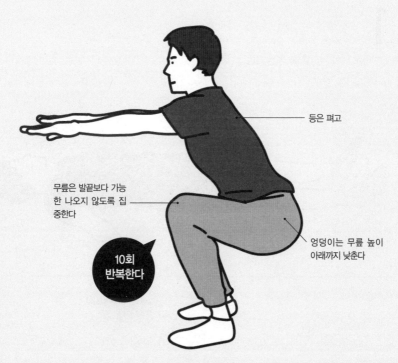

등은 펴고

무릎은 발끝보다 가능한 나오지 않도록 집중한다

엉덩이는 무릎 높이 아래까지 낮춘다

10회 반복한다

강하 체조 ▶ 심폐기능을 향상시키는

10초씩
2세트

데드버그 자세로 팔 흔들기

복근을 단련시키는 데드버그를 응용한 것이다. 조금 숨이 찰 정도
의 부하를 주어 심박수를 높임으로써 심폐기능을 강화한다.

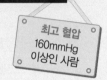

최고 혈압
160mmHg
이상인 사람

1

똑 바로 누워 다리를 쭉 뻗은 다음
어깨너비로 벌린다.

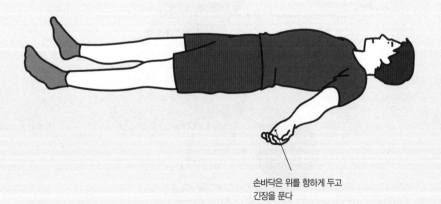

손바닥은 위를 향하게 두고
긴장을 푼다

발을 너무 높이 들면 효과가 떨어지니 바닥에서 20~30cm 정도 높이를 유지한다. 10초씩 2세트로 시작해 여유가 생기면 15초씩 2세트로 부하를 높인다.

2 견갑골이 조금 뜨는 정도까지 상반신을 일으키고 발은 바닥에서 20~30cm 높이로 든다. 양팔을 얼굴 높이에서 앞으로 뻗은 다음 재빨리 상하로 흔든다. 10초 하면 1번 자세로 돌아간다. 이 동작을 2회 실시한다.

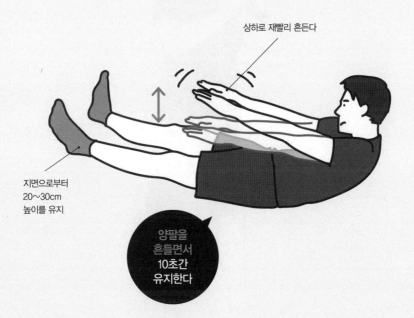

상하로 재빨리 흔든다

지면으로부터
20~30cm
높이를 유지

양팔을
흔들면서
10초간
유지한다

5회가
1세트

점프 스쿼트

매일 하면 심폐기능이 젊을 때로 돌아온다. 팔과 허리가 불안한 사람은 160mmHg 이상인 사람을 위한 데드버그 자세로 팔 흔들기(118쪽)부터 시작하고 상황을 지켜보자.

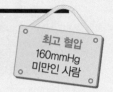

최고 혈압
160mmHg
미만인 사람

1 손을 가슴 앞에서 맞잡고
다리는 어깨너비로 벌리고
서서 등을 편다.

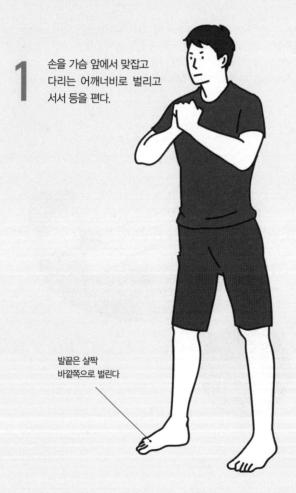

발끝은 살짝
바깥쪽으로 벌린다

120

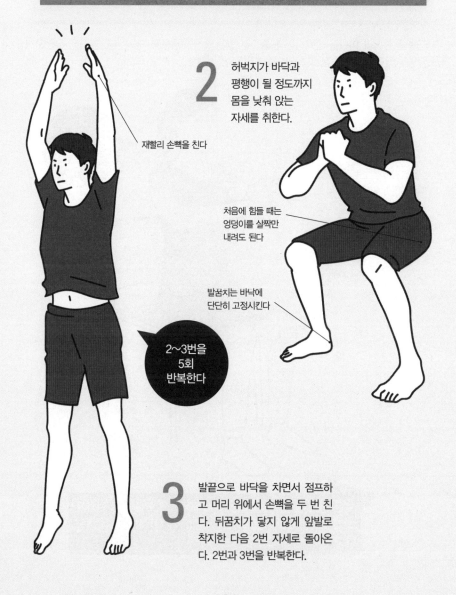

재빨리 손뼉을 친다

2 허벅지가 바닥과 평행이 될 정도까지 몸을 낮춰 앉는 자세를 취한다.

처음에 힘들 때는 엉덩이를 살짝만 내려도 된다

발꿈치는 바닥에 단단히 고정시킨다

2~3번을 5회 반복한다

3 발끝으로 바닥을 차면서 점프하고 머리 위에서 손뼉을 두 번 친다. 뒤꿈치가 닿지 않게 앞발로 착지한 다음 2번 자세로 돌아온다. 2번과 3번을 반복한다.

121

강하 체조 ▶ 혈관을 유연하게 만드는

10초 유지
2세트

합장 자세

근육을 수축과 이완을 반복하는 운동으로 혈관의 내피세포를 자극한다. 혈관을 유연하게 만드는 물질인 일산화질소의 분비를 촉진한다.

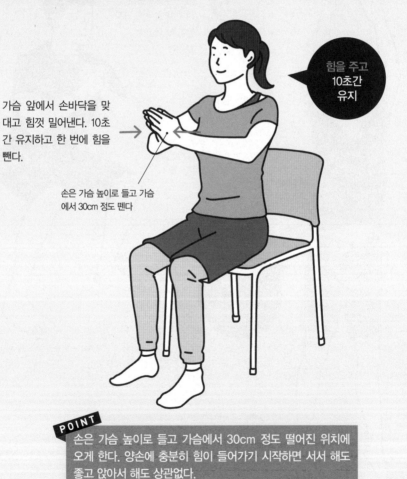

가슴 앞에서 손바닥을 맞대고 힘껏 밀어낸다. 10초간 유지하고 한 번에 힘을 뺀다.

손은 가슴 높이로 들고 가슴에서 30cm 정도 뗀다

힘을 주고
10초간
유지

POINT
손은 가슴 높이로 들고 가슴에서 30cm 정도 떨어진 위치에 오게 한다. 양손에 충분히 힘이 들어가기 시작하면 서서 해도 좋고 앉아서 해도 상관없다.

122

좌우 한번씩

내관혈

스트레스나 긴장으로 인해 우위에 있는 교감신경을 진정시키는 혈자리. 심리 상태가 불안정해 뛰어오른 혈압을 안정시킬 수 있다.

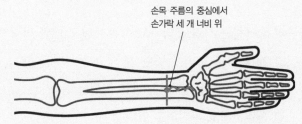

손목 주름의 중심에서
손가락 세 개 너비 위

혈자리 위치

손목 안쪽에 있는 가로 주름에서 손가락 세 개 너비만큼 올라간 자리의 정중앙에 위치한 것이 바로 내관혈. 주름 중심에 약지를 대고 중지와 엄지를 붙여 찾는다.

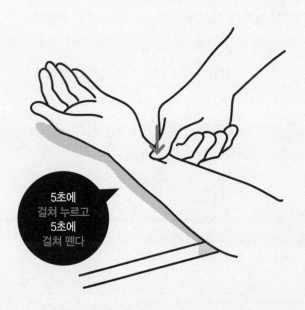

5초에
걸쳐 누르고
5초에
걸쳐 뗀다

혈자리 지압법

테이블에 팔을 올려놓고 혈자리에 엄지손가락을 대고 체중을 실어 수직으로 누른다. 입에서 숨을 내쉬면서 5초에 걸쳐 누르고 코로 숨을 들이쉬면서 5초에 걸쳐 뗀다.

123

영양 밸런스가 잡히는
최강 식사법

고혈압인 사람은 식사를 할 때 염분이나 지질을 제한하는 경우가 많다. 그러나 나는 예전부터 고혈압인 사람들에게 "염분이나 지질도 크게 신경 쓰지 않아도 되니 몸이 원하는 것을 먹으라"고 말해왔다. 몸이 원하는 것을 먹는 것이 그날의 컨디션에 맞는 최선의 선택이라고 생각하기 때문이다.

예를 들어 고기를 아무리 좋아하는 사람도 하루도 빼놓지 않고 매일 먹을 수는 없다. 기름진 것만 계속 먹다 보면 산뜻한 게 먹고 싶어지곤 한다. 그렇게 우리 몸은 자연스럽게 균형을 잡는다. 나는 경험을 통해서도 이 본능적인 감각을 믿으면 틀림없다고 확신하고 있다.

운동 습관이 없는 사람들은 식사를 채소 중심으로 가볍게 하는 경향이 있다. 그러나 고기나 생선처럼 동물성 단백질을 섭취하지 않으면 근육이 빠지고 근력이 계속 떨어진다. 그럼 혈압이 상승하고 기초대사가 떨어지다 결국 몸에 중대한 문제가 생기기도 한다. 지질이나 콜레스테롤 걱정 때문에 고기를 멀리하는 사람도 있지만, 일본에서 장수하는 사람들을 관찰한 결과 '동물성 단백질 섭취량이 많다'는 보고가 있을 만큼 너무 예민해질 필요가 전혀 없다.

식사는 몸을 만드는 원천이다. 운동 못지않게 식사에도 신경을 써서 '단백질이 풍부한 식습관'으로 고혈압뿐 아니라 병에 걸리지 않는 건강한 몸을 만들어가길 바란다.

먹고 싶은 것을 먹으면 저절로 균형이 잡힌다

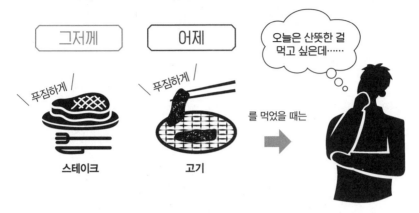

하루 중에 조절이 어려울 때는 일주일 단위로 조절된다

그날그날 몸이 원하는 것을 먹는 게 가장 좋다. 며칠 푸짐하게 먹고 나면 산뜻한 음식이 당기는 게 인간의 본능이다. 하루 또는 일주일 단위로 영양의 균형을 맞추고 있기 때문이다.

장수하는 사람일수록 동물성 단백질을 섭취한다

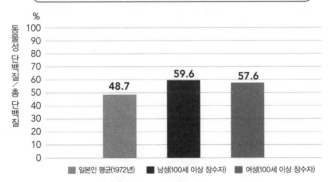

출처 : Shibata H.etal, Nutrition and Health 8:165–175,1992

위 그래프는 100세 이상 남녀의 동물성 단백질의 섭취량이 일본인 평균 이상임을 보여주고 있다. 건강하게 장수하는 사람일수록 '고기를 좋아한다'는 것을 알 수 있다.

125

2019년 당시 5년 만에 고혈압 치료 가이드라인이 개정됐다. 고혈압의 기준치는 그대로였지만 75세 미만 성인의 혈압 강하 목표가 130/80mmHg 로 하향 조정됐다. 그 결과 의료 현장에서는 기준치를 넘는 대부분의 환자에게 혈압약을 처방하는 게 극히 당연한 일이 돼버렸다.

결과적으로 그 전까지 건강했던 사람들이 추가로 450만 명이나 고혈압 치료 대상이 됐다. 병원에서는 염분 섭취부터 줄이라고 식사 지도를 하지만 고혈압 치료법에 대해서는 알려주지 않는다. "혈압약은 평생 먹어야 한다"고 말하는 의사도 있는데, 원래 의료의 최종 목적은 '약을 끊는 것' 아닌가?

고혈압 책을 써야겠다고 마음먹게 된 계기도 약을 지속적으로 복용했을 때의 위험성과 약에 의존하지 않아도 혈압은 내릴 수 있다는 점을 많은 사람에게 전하고 싶었기 때문이다.

고혈압에 이르게 된 데는 반드시 원인이 있다. 고혈압의 근본 원인을 파악하여 누구나 쉽게 따라 할 수 있는 해결 방법을 이 책에 담았다.

평생 약을 복용해야 하는 것만큼 두려운 일도 없다. 꼭 단계를 밟아 최종적으로는 약을 끊는다는 목표를 세우기 바란다. 처음부터 약을 끊는 것이 불안하다면 약을 복용하면서 혈압을 낮추는 노력을 계속해도 상관없다.

이 책에서도 소개했지만 나의 혈압 강하 방법에는 염분 제한이나 당질 제한 등과 같은 식사 제한은 전혀 없다. 과하지 않다면 술과 담배도 괜찮다. 먹고 싶은 음식도 가끔은 즐기면서 시간을 들여 천천히 약이 필요 없는 건강한 몸을 만들어가길 바란다.

 '고혈압은 생활 습관병'이라고 하니 매일매일의 생활 속에서 습관을 바꿔 개선하는 수밖에 없다. 우리 몸은 한번 문제가 생겨도 다시 회복하는 치유력을 가지고 있다는 사실도 잊지 말자. 가토식 강하 프로그램을 계속하다 보면 적정 혈압이 유지될 뿐 아니라 몸이 젊어지는 등 여러분에게 반드시 선물을 안겨줄 것이다.

Original Japanese title: ISSHUKAN DE KATTE NI KETSUATSU GA SAGATTEIKU KARADA NI NARU SUGOI HOHO by Masatoshi Kato

Copyright ⓒ 2024 Masatoshi Kato

Original Japanese edition published by NIHONBUNGEISHA Co., Ltd.

Korean translation rights arranged with NIHONBUNGEISHA Co., Ltd.

through The English Agency (Japan) Ltd. and Danny Hong Agency.

약에 의존하지 않고 혈압을 낮춰 건강한 몸을 유지하는 법

혈압부터 낮춰야 살 수 있습니다

초판 1쇄 인쇄 2024년 12월 20일
초판 1쇄 발행 2025년 1월 3일

지은이 가토 마사토시
옮긴이 윤지나

대표 장선희 **총괄** 이영철

책임편집 현미나 **기획편집** 한이슬, 정시아, 오향림
디자인 양혜민, 최아영 **외주디자인** 이창욱
마케팅 박보미, 유효주, 박예은, 한태희
경영관리 전선애

펴낸곳 서사원 **출판등록** 제2021-000194호
주소 서울시 마포구 성암로 330 DMC첨단산업센터 713호
전화 02-898-8778 **팩스** 02-6008-1673
이메일 cr@seosawon.com
블로그 blog.naver.com/seosawon
페이스북 www.facebook.com/seosawon
인스타그램 www.instagram.com/seosawon

ⓒ가토 마사토시, 2024

ISBN 979-11-6822-360-8 (03510)

서사원은 독자 여러분의 책에 관한 아이디어와 원고 투고를 설레는 마음으로 기다리고 있습니다. 책으로 엮기를 원하는 아이디어가 있는 분은 이메일 cr@seosawon.com으로 간단한 개요와 취지, 연락처 등을 보내주세요. 고민을 멈추고 실행해보세요. 꿈이 이루어집니다.